認知症知らずの脳活生活・脳活ごはん

朝田 隆
Aasada Takashi
筑波大学名誉教授 メモリークリニックお茶の水理事長・院長

松田美智子
Matsuda Michiko
料理研究家

さくら舎

はじめに

私の認知症のクリニック（メモリークリニックお茶の水）では、はじめて訪れた方に「認知症の予防や進展阻止《そし》にやるべきこと？」と題した、1枚の紙をお渡ししています。簡明に、6つのポイントが書かれています。

1 運動はやろう。有酸素運動、筋トレ、バランス運動という3つの運動
2 睡眠は大切。理想的睡眠時間は7時間。30分以内の昼寝は有効
3 バランスのとれた食事には「まごたちはやさしい」。ま：豆 ご：ゴマ た：卵 ち：乳（乳製品） は（わ）：ワカメ や：野菜 さ：魚 し：椎茸 い：イモ
4 聴力が重要。コミュニケーションのために。視覚も大切
5 社会交流を。孤独になってはいけない
6 身につけようとしたら習慣化。そこにはコツがある

認知症のほとんどの方は、20年かかって進行を続けてきたアルツハイマー型です。いかに早めに気づき、対処するか。そこに老後の質はかかっています。また、お元気に長生きされている100歳の方でも、90%は認知症です。

老いというものの必然といえる認知症は、大脳の神経細胞の死がはじまることによっておこるもので、いったん認知症になれば、治《なお》すことはできません。

しかし、予防や進展阻止はできます。発症前のグレーゾーンなら間に合います。

そこでやるべきことを要約すると、以上の6つのポイントになるというわけです。

最近の医学の研究の成果によって、さまざまな病気が認知症のリスクをあげていることがわかってきました。

・ロコモティブシンドロームにかかると、認知症発症のリスクは4倍にはねあがる
・糖尿病の人は、アルツハイマーや血管性認知症の発症リスクが2～4倍に上昇する
・睡眠時無呼吸症候群（SAS）は、認知症発症のリスクを2倍に高める
・中年期からの難聴が、認知症リスクの大きな要因になる

・心房細動が認知能力の低下を引き起こす
・NIH（アメリカ国立衛生研究所）の「認知症予防の8か条」では、高血圧の予防を明記している
・中高年になると、1年で1％の筋肉が減っていく。これがロコモティブシンドロームを引き起こし、認知症のリスクとなる
・視覚は認知機能の大きな役割を負っている。視覚を失うとQOL（生活の質）に甚大な影響が及ぶ
・うつは認知症のリスクファクターとされていたが、認知症の初期症状という捉え方がでてきた
・認知症の8割は80歳以上で、その8割は女性。認知症の治療として女性ホルモン（エストロゲン）補充療法は、アルツハイマー病発症リスクを下げる可能性がある

「すべての道はローマにつうず」ではありませんが、高齢者においては「すべての病は認知症につうじている」かのようです。

認知症の予防、進展阻止のためには、これらのことも知っておかなければならないで

しょう。

前半のPART1は最新医学情報、後半のPART2は食事の提案の2部構成になっています。つまり、知識とごはんの両面から認知症と闘い、おとなしくさせてしまう本というわけです。

PART1は、東京医科歯科大学病院の専門医の先生がたからお話をうかがい、わたし朝田が「認知症にならないためのからだケア」としてまとめております。

お話をうかがったのは、整形外科の大川《おおかわ》淳《あつし》先生（現・横浜市立みなと赤十字病院院長）、分子内分泌代謝学の山田《やまだ》哲也《てつや》先生、呼吸器内科の宮崎《みやざき》泰成《やすなり》先生、耳鼻咽喉科の堤《つつみ》剛《たけし》先生、循環器内科の平尾《ひらお》見三《けんぞう》先生（現・AOI国際病院）、総合診療科の竹村《たけむら》洋典《ようすけ》先生（現・東京女子医科大学）、リハビリテーション部の酒井《さかい》朋子《ともこ》先生、眼科の大野《おおの》京子《きょうこ》先生、精神行動医科学の高橋《たかはし》英彦《ひでひこ》先生、女性診療科の宮坂《みやさか》尚幸《なおゆき》先生の各医師です。

PART2は、料理研究家の松田《まつだ》美智子《みちこ》さんによる、認知症予防の脳活ごはんの提案です。医学的な背景の監修はわたし朝田が行いました。

朝田《あさだ》 隆《たかし》

目次

8 生活習慣病対策①⬇認知症へのリスクを上げる高血圧
――竹村洋典先生（総合診療科）

PART2 認知症予防の脳活ごはん
——生涯現役脳は食生活から

松田美智子

認知症知らずの脳活生活・脳活ごはん

PART

1

脳活生活のヒント

——認知症にならないためのからだケア

朝田 隆

1 ロコモ対策①➡認知症を遠ざけるリハビリ療法

――酒井朋子先生（整形外科・リハビリ）

加齢で筋肉量は減るけれど

筋肉量は加齢とともに1年に1％ずつ減っていき、ロコモティブシンドローム（ロコモ：運動器症候群）につながります。

歩けばいいとわかっていても、痛みがそれを妨げ、転倒の危険性もあります。とはいえ、安静にしすぎるのもよくありません。

横にならず、歩く動作にすぐ移れるよう椅子やソファに座ることがおすすめです。またリハビリは、医師による血圧や心拍数などをチェックの上で行います。

中高年の方は、加齢で1年に1％ずつ筋肉量が減っていきます。10年で1割の筋肉量が落ちてしまうのですが、自分の10年前の肉体を考えると、納得できる数字ではないでしょうか。この数値を自覚して、意識的に体を動かし、筋肉の量を維持したいものです。

筋肉量が落ちることは、ロコモにつながります。これは、運動器症候群のことで、「筋肉や関節の障害のため移動機能が下がること」と定義され、要するに動けなくなることです。高齢の患者さんは、「杖《つえ》や押し車などを使って、歩けるうちはできるだけ歩きましょう」と医師からすすめられているはずですが、高齢者が動いて筋肉を維持するには、二つの壁があります。

一つは転倒リスクで、転倒すると骨折して、それをきっかけに寝たきりになるという悪い循環があります。もう一つは痛みです。患者さんからの「腰や膝《ひざ》が痛くて歩くのがつらい」という訴えも多く、痛みとのかねあいがむずかしいところです。

じつは痛くても動いたほうがよい場合が多いのですが、なかには動いてはいけない疾患《しっかん》もあります。「痛くても頑張る！」という気力は貴重ですが、医師の指示にそって配慮する必要があります。

今のリハビリテーションは、ケガからの機能回復のみならず、「リハビリテーション治療」として、さまざまな疾病《しっぺい》の手術や投薬とセットで行われています。リハビリテーション治療の際には、血圧や心拍数などに厳しい基準が設けられ、病院であれば患者さんの安全を担保した環境下で行われています。

健康寿命を延ばすには、自力で体を支え、動ける筋力が欠かせません。それには運動すること。一般の高齢の人は、医師による管理下にありませんから、注意が必要になります。動悸《どうき》がする、気分がすぐれないなど、何らかの自覚症状がある場合は、運動を見合わせたほうがよいでしょう。

かといって、安静にしすぎるのもよくありません。横になって寝てしまうのではなくて、椅子やソファに座ることをおすすめします。そうすることで、室内を歩くという動きにすぐ移れる体勢をとっていることが大事です。

加齢によって筋肉量は減っていくし、体を動かさなければさらに筋肉は痩《や》せ細っていきます。家庭用体重計にも筋肉量が測れるものが多いので、ふだんからおおよその値を把握しておくだけでも、意識は変わります。

●認知症を遠ざけるポイント

① 歩けるうちはできるだけ歩く

② 杖、押し車などを積極的に使う
③ 自分の筋肉量を家庭用体重計で知っておく
④ 横にならずに椅子やソファに座る

いまさら聞けないサルコ、フレイル

運動能力が落ちるロコモでは認知症のリスクが高まり、両者が悪循環をつくります。その結果、筋肉減少を意味するサルコペニアに進みかねません。さらにはフレイルという虚弱状態に至ってしまうこともあります。

このようなロコモ対策の第一歩がロコモチェックです。これはバランス運動と筋トレに注目しています。フレイルは病人予備軍。認知症の予備軍ＭＣＩ（軽度認知障害）と同様に、ここからならまだ健常に引き返せます。

前にも述べましたが、ロコモは「ロコモティブシンドローム」の略で、訳せば「運動器症候群」です。運動器とは、骨や関節、神経など、身体を支え、動かす器官の総称です。ここに不具合が生じると、日常生活に支障が出てきます。

ロコモの人は、認知症の発症リスクが4倍に高まるという報告がありますが、認知症の方は、徘徊《はいかい》は別として、運動しなくなる傾向があるので、さらにロコモが進行するという悪循環が発生します。

こうして健康状態の障害が進むと、運動器症候群から、筋肉減少という意味の「サルコペニア」の段階に入ります。サルコペニア（略してサルコ）は、筋肉（サルコ）、喪失（ペニア）というギリシャ語を組み合わせたもので、筋力や身体機能が低下してしまう状態をいいます。そこからさらに進むと、フレイルという虚弱の段階に行きます。フレイルティ（虚弱）の略称ですが、身体の予備機能が低下し、健康障害を起こしやすくなった状態です。要介護の前段階です。

介護を避けるためには、フレイルを避ける必要があり、そのためにはサルコを避けなければなりません。サルコを避けるためにはロコモが進行しないように対策を立て、実行すること。つまり、虚弱にならないために筋肉をつけ、筋肉をつけるために体を動かしつづけることです。

ロコモ対策として推奨されるのが、ロコトレです。つまりロコモ対策のトレーニング。

まずは、ロコモチェックからはじめます。ここでは2つのチェックをご紹介します（ロコモチェックは、日本整形外科学会のロコモオンラインで詳しく知ることができます）。

・**40センチの高さの台に腰かけ、片脚で立ち上がれるか**
・**大股で2歩進み、自分の身長の1・3倍を超えられるか**

ロコトレは、次の2種の運動を1日3回ほど行います。

・**片脚立ち**　左右1分ずつ
・**ハーフスクワット**（膝を曲げてお尻をおろす深さを半分にする）　5、6回

つまり、バランス運動と筋トレです。高齢でも筋肉がしっかりしていて、自分の足で動けている人には、健康に長生きしている素晴らしさを感じます。そういう高齢者をめざしましょう。

ロコトレが習慣化していると、ロコモの状態が進行するのを押しとどめ、加齢で筋肉量

や筋力が低下して起こる身体的な障害・サルコペニア（筋肉減少）に行くことが避けられます。

足腰のしっかりした高齢者がいる一方で、フレイルの高齢者がいます。筋力が衰えて移動しにくく、しかしまだ病人ではない。「病人予備軍」状態です。これは認知症でいうところの、ＭＣＩ（軽度認知障害）の段階に相当しますが、この虚弱状態の時期ならば、適切なトレーニングで改善する見込みがあります。

いま、ロコモ、サルコ、フレイルの３つの認識を広く共有して、早期発見、予防につなげる取り組みがはじまっているのです。高齢者は、まずは自己チェックを忘れずにすることが、自分を守ることになるのです。

●認知症を遠ざけるポイント

① ロコモからサルコ、そこからフレイルの一直線を避ける

② まずはロコモチェック、そこからロコトレで頑張る

③ フレイル段階ならまだ健康体に戻れる

痛みと上手につきあう

運動の最大の敵は「痛み」。この痛みのある関節に負担をかけずにやれる運動もあります。できる運動をできるだけ！　どんな運動がやる気をもたらすか？　これらが出発点です。

高齢者にとっては、運動の強度を下げても、やめないで続けていくことがとても大事なことになります。やめてしまうと、筋肉の衰えから「要介護へ一直線」となりかねません。しかしながら、続けることを妨げるのが、痛みです。

「痛みがあるから運動できない。したくない」これは自然な感情ですが、医師は「そうですか」というわけにはいきません。痛みが原因で運動がしづらい、あるいはできない場合にも、痛みをコントロールしながらできる運動を考え、おすすめします。

腰が痛いなら、椅子に座って、重りをつけた足をもち上げる運動があります。膝を曲げきらないハーフスクワットもあります。関節に負荷をかけずに周囲の筋肉を鍛えられるメニューも考案されています。

水中ウォーキングもいいでしょうし、ノルディック・ウォーキングをトレーニングに取り入れて成果を上げているクリニックもあります。ストックを使ってのスポーツ感覚があり、なによりもグループで歩くので、モチベーションが上がるということです。

またこんなアイデアもあります。女性には、デパートに行くことをおすすめします。売り場の端から端まで歩くと、けっこうな距離になります。街なかをただ「歩きましょう」といってもなかなか歩けませんが、女性はデパートなら、30分や1時間はすぐに歩いてしまいます。

男性なら大型書店とか、ホームセンターとかを歩くのもよさそうです。痛みのメカニズムはとても複雑で、心理的要素もかかわっています。好奇心や欲望、はりあって頑張る気持ちや、「今トレーニングをしている俺ってかっこいい！」と自賛する気持ちも、痛みをだましてしまうでしょう。

「今度の宴会でマッケンサンバを上手に踊って、拍手喝采《かっさい》をあびたい！」という目標があると、多少痛いところがあっても、続けられるものです。そんな話から、自分の姿とダンサーの上手な動きをCG（コンピュータグラフィクス）合成して、モチベーションアップにつなげるコンテンツ開発がすすみつつあるということです。

楽しく踊って筋力がアップするなら、ウソでも万々歳でしょう。それで運動の継続につながるなら、筋肉の衰えがひき起こすロコモ対策としても、ありがたいことです。

●認知症を遠ざけるポイント

① 痛みが忘れられるほど好きなことを探す

② 椅子に座っていても、水中でも望ましい運動はできる

③ 女性のデパート歩き、男性のホームセンター探索など

④ 目標をつくってそれに向かえば、やる気もわいてくる

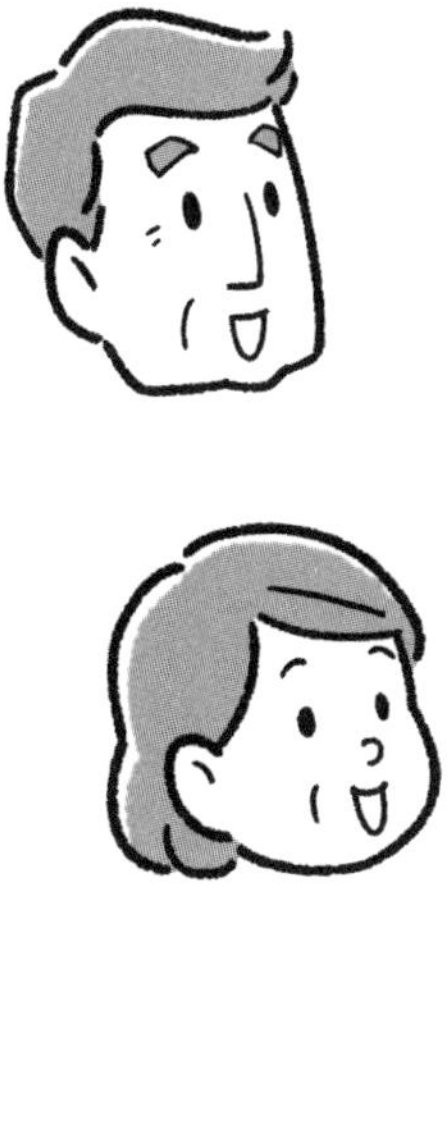

2 ロコモ対策②

➡認知症へのリスクを上げる腰痛

――大川 淳先生（整形外科）

「信号が青のあいだに横断歩道を渡りきれない状態」として有名なロコモ。これは運動器障害が原因で移動機能が低下した状態です。

ロコモになると、認知症発症のリスクは4倍にはね上がります。原因となる運動器の症状の中でも、特に腰痛が大切です。

痛みが残っていても動くのがコツ

骨や関節などの運動器の障害で、要介護の危険が高くなる状態を「ロコモ」といいます。移動が自由にならない。立ち座りにも一苦労する。歩くのがのろくて、信号が青のあいだに横断歩道を渡りきれない。そういう状態です。ロコモになると、認知症発症のリスクは

4倍にはね上がります。

日本人の国民病ともいえるものが腰痛です。国民生活基礎調査（厚生労働省）によれば、病気やけがによる自覚症状において、男性の1位、女性の2位を占めているのがこの腰痛です。

腰痛で移動機能が落ちてくると、どうしても家に閉じこもりがちになります。最初は体だけの問題だったのが、孤独によるメンタルの不調や内臓機能の低下につながり認知症へと加速させるのです。この悪循環が高齢者にとっては、とても怖いのです。

現代の医学で加齢は制御《せいぎょ》できません。長生きするほど、体の部品の劣化が起きるのは、ある意味で必然です。最初に壊れてくるのが椎間板《ついかんばん》で、それが腰痛をひき起こします。

腰痛の急性痛は、骨折や椎間板ヘルニアでないかぎり、たいていの場合は自然に治《なお》ります。まずご説明するのは、ぎっくり腰と呼んでいるような腰痛です。大事なことは、腰の急性痛は自然に治るから、気にしないで大丈夫だということです。

昔は、1～2週間安静にして寝ていなさいと言っていましたが、今は違います。過度の安静は避けるべきという考えです。1週間程度でよくなるぎっくり腰は、気にせずに、できる範囲で動いてください。1週間を超えても痛みが持続し、むしろだんだん痛くなってくるようだったら、これは単なるぎっくり腰ではない可能性があります。

痛みの感じ方は人によって異なりますから、痛みに耐えられないような場合は、マッサージや温熱治療、鎮痛剤などの方法で痛みをコントロールします。ただ、こうした治療を漫然と受けるだけでは、腰痛はよくなりません。「ステイ・アクティブ」つまり、活動的に「自分で動く、自分で歩く」のが基本です。

痛みを感じている当人にとっては、動きはじめていい時期や痛みの程度の見極《みきわ》めがむずかしいかもしれません。実は「完全に痛みがなくなってから動こう」と思っているなら、それでは遅いのです。

痛いといっても、日常生活が送れる範囲での痛みであれば、無理をせず、ある程度加減しながらできるだけ動くことが大事です。痛ければ、動きながら「いててて」といえばいいのです。そうしているうちに、「いててて」をいわなくなります。

●認知症を遠ざけるポイント

① 腰の急性痛は自然に治る

② 痛いからと引きこもれば心身の機能低下に

③ 「完全に痛みがなくなってから動こう」は誤り
④ 腰痛があっても動いて日常生活を送る

椎間板ヘルニアは自然に消える

椎間板ヘルニアは神経が圧迫されて起こります。これは神経性疼痛《とうつう》という重度の痛みをもたらすのでまず最近開発されたよく効く薬を使います。少なからぬヘルニアは自然に消えていくので、最近では手術は消えないタイプのヘルニアにだけ行われます。

「ヘルニア」とは出っぱっていることです。脊柱《せきちゅう》を形づくる椎骨《ついこつ》のあいだに挟まっているクッションが椎間板で、これが出っぱって、神経を圧迫している状態を椎間板ヘルニアといいます。このように神経そのものが圧迫されて起こる痛みを、神経障害性疼痛といい、この痛みでは、一般の腰痛や、ぎっくり腰と違って、動けといわれても動けません。

神経性疼痛は、まず痛みを薬で落とします。最近では、この痛みを緩和《かんわ》するプレガバリン（商品名：リリカ）という薬が開発され、効果的に使われています。最近の治療の技術の進歩には、目覚ましいものがあるのです。

ひと昔前には、椎間板ヘルニアのしつこい痛みの治療は、「牽引《けんいん》か手術か」といわれていました。今では、脊柱をひっぱって圧迫をゆるめようとする牽引は、科学的根拠（エビデンス）が乏《とぼ》しく、行うべき治療ではなくなりました。

また驚くべきことに、「手術でしか治らない」とされてきたヘルニアが、なんと自然に消えることがわかってきました。ＭＲＩによる経過観察で、とびだしたヘルニアが自己免疫によって分解され、自然に小さくなることがわかってきました。

薬によって痛みを止めているあいだに、消えるものは消えてしまうのです。今、手術が必要なのは、消えないタイプのヘルニアだけになっています。

●認知症を遠ざけるポイント
① 椎間板ヘルニアでは、神経そのものが圧迫されて重度の痛みが生じる
② まずは、そんな痛みでもコントロールできる薬を使う
③ 薬を飲みながら、ヘルニアが自然と消えるのを待つ

脚の痛みで長く歩けないのは、脊柱管狭窄症かも

脊柱管狭窄症《せきちゅうかんきょうさくしょう》は神経の通り道が骨で妨害されて生じ、腰よりもむしろ脚が痛みます。なおよく聞く「変形性腰椎症」はこの前段階で、まだ脚の痛みはそうありません。治療はまず鎮痛剤や血流改善剤、そして運動療法です。だめなら骨を削って神経の通り道をひろげる手術をします。

「腰の手術は、しても治らない」といわれるのは、手術をしてもその場所の周囲が老化するからです。最近では、重度の腰曲がりには、後弯矯正固定術《こうわんきょうせいこていじゅつ》という究極の矯正手術が行われます。

高齢になると、どうしても「長い距離を歩けなくなった」という悩みをおもちの方が多くなります。脚に痛みが出ている場合は、脊柱菅狭窄症の可能性があります。

脊柱管狭窄症も、椎間板ヘルニアと同じように神経が圧迫された痛みが出ます。腰よりもむしろ脚が痛みます。この痛みは、神経の通り道が、椎骨や椎間板によって、前からも

後ろからも押されて狭くなっているために起こるものです。まだ脚に痛みが出ないけれど、変形がすすんできているのが変形性腰椎症で、やがて脊柱管狭窄症に進行します。いずれも原因は老化です。

脊柱菅狭窄症の治療は、血液の流れをよくする薬の投与、また鎮痛剤による痛みのコントロールです。同時に運動療法をすすめます。それでも効果が得られなければ、手術で骨を削って神経の通り道をひろげます。

「腰の手術は、やっても治らない」といわれるのは、手術をしてもその場所の周囲が老化してしまうので、手術効果の持続時間が、よくて10年くらいのためでしょう。高齢者の場合は、10年もてば十分という人もいます。

脊柱をめぐる病気がすすんで、腰が曲がってしまった場合、近年になって後彎矯正固定術という究極の矯正手術が開発されました。骨を削って失われた背骨のS字カーブをつくりなおし、正しい姿勢に固定するという手術です。背中の真ん中あたりから骨盤まで、全部にボルトが入ります。そうすると腰が曲がっていた人も、まっすぐ立って歩けるようになります。70代の方を中心に、多くの施術例があります。

●認知症を遠ざけるポイント

① 長い距離を歩けなくなったら脊柱管狭窄症かも
② まずは血流改善剤と運動療法で対応
③ 脊柱管狭窄症は手術をしても老化によって再発しかねない
④ 腰が大きく曲がってもこれを伸ばす手術が開発された

骨量を増やす薬で骨折予防

人生100年時代、加齢とともに骨量は減るので骨粗鬆症《こつそしょう》（骨密度が若年成人平均の70％以下）は誰でもなり得ます。治療では、ビタミンD、骨が壊れる（破骨《はこつ》）のを防ぐ薬、骨をつくる注射などを組み合わせます。ところが効果はあるのに、治療を続ける人は多くないのです。そうすると圧迫骨折の危険性が高まります。その結果ひどい背中曲がり（円背《えんぱい》）になり、「腰曲がりの腰痛」といわれる筋肉疲労性の腰痛につながります。

高齢者の骨折は、そのまま寝たきりにもなるので要注意です。骨粗鬆症は高齢女性の問題とされていましたが、人生１００年時代という長寿社会となれば、男性も意識しなければならないでしょう。加齢によって骨量は落ちていくからです。

骨密度が若年成人平均の70％以下であれば、骨粗鬆症です。薬を飲みはじめましょうという宣告です。骨粗鬆症の７割は女性ですが、年齢が上がってくれば、男性にも見られます。

骨粗鬆症の薬はカルシウムの吸収を促すビタミンDにはじまり、いろいろなものが出てきました。骨が壊れる（破骨）のを防ぐ薬や、骨をつくる注射を組み合わせて、骨量を増やすこともできるようになりました。

きちんと薬を飲みつづければ、骨は年５％ずつしっかりしてきます。それなら万全じゃないかと思われるかもしれませんが、現実はそうではありません。いちばんの問題は、薬の服用の継続率が低いのです。

実際に骨折されて薬を処方された方でも、飲みつづける方は20％くらいでしょう。そのために、10年くらいたってから股関節の骨折を起こしたり、いつのまにか骨折している圧迫骨折を起こしたりするのです。

圧迫骨折は、ちょっとした力で、背骨（脊椎）が押しつぶされるように変形して起きる骨折です。高齢者に見られる円背もその一つです。背中が丸くなって前に倒れてくるもので、圧迫骨折で起きます。こうなると、倒れた上体を筋肉でひき上げることで、筋肉疲労性の腰痛が起きます。「腰曲がりの腰痛」といわれているものです。

圧迫骨折のおもな原因は、骨粗鬆症です。その予防の一環で、保険で骨の生成にかかわるビタミンDの血中濃度が測れます。数値によって、骨粗鬆症になりやすい、筋肉が少ない、転倒しやすいなどの診断や指導ができます。日本人は、ビタミンDの摂取量が少ないのですが、サプリメントでおぎなうことができます。なおビタミンDを多く含む食品はシイタケやきくらげです。また体内でのビタミンD生成には日光が必要です。

圧迫骨折で円背になり、そのため腰が曲がって歩きづらい方には、カートを押して歩くことをおすすめします。とにかく歩く。引きこもれば、認知症へ一直線ですから。どれだけ長く自分の足で歩けるかが、健康寿命を延ばす鍵になります。

心臓が「もう動けません」となる瞬間まで、きちんと動ける体を維持するには、やはり部品のケアが大事です。50歳を過ぎたら、栄養と運動で、部品が長持ちする体づくりを意識して、１００歳をめざして取りくみましょう。

●認知症を遠ざけるポイント

① 骨粗鬆症の治療は、さまざまな方法により骨密度を保つこと

② 骨量を増やす薬は、飲みつづけないと圧迫骨折を起こしかねない

③ キノコ類に多いビタミンDがあってはじめてカルシウムは体に吸収される

④ 日光が体内でビタミンDをつくる

⑤ 円背になった人には、カートを押して歩くことがおすすめ

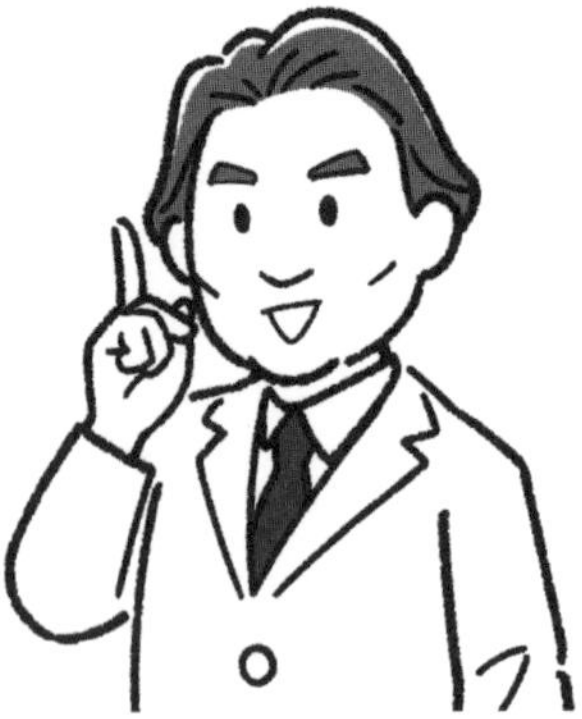

3 睡眠対策

認知症がもたらす危険・ＳＡＳ（睡眠時無呼吸症候群）

――宮崎泰成先生（呼吸器内科）

いびきがうるさいといわれたら

40代～50代から多くなってくるＳＡＳ（睡眠時無呼吸症候群）では、睡眠中に気道がふさがれて無呼吸状態を繰り返します。多くの場合、大きな音のいびきも伴います。そこで脳は低酸素状態になってしまいます。

その結果、認知症の発症リスクを高め、高血圧や血管疾患とも関連しやすいことが知られています。にもかかわらず多くの方はその診断も治療も受けていません。太っていて首が短い人がＳＡＳになりやすいとされますが、痩せていても顎《あご》の小さい人もまたなることがあります。

SAS（睡眠時無呼吸症候群）は、眠っているときに気道がふさがれて、一時的に無呼吸になる障害です。この症状の方は、いびきもかきます。そのため「危険ないびき」として、健康番組でも取り上げられることが多くなっています。認知症の発症リスクを高め、高血圧やメタボとの合併症が怖いことでも知られています。

2003年の山陽新幹線での居眠り運転や長距離バスの事故など、社会問題の原因にもなったのがSASですが、人口の3〜5％、糖尿病と同じくらい潜在患者がいるとされています。

ところが、きちんと診断を受けて治療に入っている人は、潜在患者の10％未満。睡眠中、一定時間の呼吸停止が繰り返し起きて、酸素不足におちいり、活性酸素が産生されることにより血管内皮を損傷して動脈硬化を起こす危険なものなのに、危機意識がありません。

SASは脳血管障害や心臓血管疾患、最近では不整脈による突然死についても因果関係が研究されています。SASは、検査でわかります。小さな測定機械で睡眠をモニターする簡易検査でSASが疑われる場合は、一日入院で脳波を含めた詳しい検査をします。

かねてから「SASになりやすいのは、太っていて首が短い人」といわれてきましたが、そうとはかぎりません。日本人は、舌の大きさに対して下顎が小さく、口内のスペースが狭いので、舌が奥に落ちこんで、気道が狭くなりやすいという特徴があります。痩せていてもSASになるのはそのためです。

男性が多く、女性は閉経後になって増える傾向があります。最終的には、男女比はほぼ2対1で、働き盛りの40代~50代から多くなってきます。

SASは、認知症発症のリスクも2倍になることが知られていますが、脳を低酸素状態にすることで認知機能が低下するためです。熟睡できない、日中ウトウトするなどの睡眠障害も問題です。

若いSASの患者さんの中には、計算能力が落ちたりするケースも見られ、中高年の方で、「性格が変わった」といわれたなど、認知症のように見える方もいます。そういった能力低下や性格変化の原因がSASであれば、治療で改善します。早めの専門医受診をおすすめします。

●認知症を遠ざけるポイント
① 睡眠の質が悪くなった（熟睡できない、日中ウトウトするなど）のはSASかも
② 早めに検査をする

夜中のトイレ覚醒が多いのは

SASにより睡眠中も交感神経優位になると、膀胱《ぼうこう》が収縮しやすくなって夜間頻《ひん》尿《にょう》につながります。そのためひんぱんに目が覚めてしまいます。こうしたSASへの治療法の代表はCPAP（シーパップ）。これは鼻マスクから空気を口腔内に送るもので、ゆるんだ喉《のど》の筋肉が喉をふさぐのを防ぎます。

またマウスピース療法も有効です。これらによって心疾患の予防や死亡率を下げることができます。なお、寝る姿勢も対策に重要です。

不眠に悩む中高年男性によく見られるのが、夜間頻尿です。ご本人は前立腺肥大だと

思って泌尿器科に行くのですが、異常が見られず、結局は、ＳＡＳを治療して楽になったという例はよくあります。

では、ＳＡＳと頻尿はどういう因果関係にあるのでしょうか。昼間は、尿意があればトイレに行きます。交感神経優位で、膀胱が収縮しやすくなっているからです。夜、トイレに行かずに睡眠を継続できるのは、昼とは逆に副交感神経が優位になっていて、膀胱にたくさん尿をためることができるからです。

ＳＡＳでは膀胱が昼間の状態になっているので、ひんぱんに目が覚めてしまいます。睡眠中でも交感神経が活発なので、尿意を感じやすくなっているのです。

これまでは不眠といえば精神科医の領域でしたが、ＳＡＳを疑ってみることが重要になっています。東京医科歯科大の快眠センターでは、分野を横断したチームによる治療や対策を行っています。睡眠の質でお悩みの方は、快眠センターで検査を受けてみてください。

ＳＡＳの治療は、ＣＰＡＰ《シーパップ》療法が一般的です。4時間以上を週に5日、鼻マスクをつけて眠ります。鼻マスクから空気が一定圧で送りこまれ、睡眠中にゆるんだ喉の筋肉によって、喉がふさがってしまうのを防ぐのです。治療費は、保険3割負担で月5000円程度です。

ＣＰＡＰを行うと、心疾患の予防や、それによる死亡率を下げることができます。マウスピース療法も有効です。快眠センターでは医科と歯科が連携していますので、快眠歯科で治療できます。

寝る姿勢も大事です。仰向けに寝ると、舌が下に落ちやすいので、ＳＡＳの場合は横向き寝が望ましいと考えられています。横向き寝を促す抱き枕で、夜間頻尿が改善されたという例もあります。いびきも、仰向け寝から横向き寝に変えるとおさまります。

横向き寝でも、右を下にして寝ると、胃液の逆流による誤嚥《ごえん》が多くなります。誤嚥がある高齢者の方は、できるだけ介護ベッドを借りるとか、敷布団の下に座布団を入れるなどしてベッドを上げて、左を下に寝る工夫をされるといいでしょう。

自分がふだんどちら側を下にして寝ているかは、髪の毛の寝癖によってもわかります。頭のどこに寝癖がつくのか、それによって簡単に寝姿勢のクセがわかるので、チェックしてみてください。

●認知症を遠ざけるポイント

①　仰向け寝で目立ついびきは危険なＳＡＳかも

② 身体の左を下にした横向き寝はSASをふせぐ
③ 寝相は髪の毛の寝癖でわかる

水を飲んでむせるのは

年齢とともに咳反射《せきはんしゃ》が減り、異物を吐き出す繊毛《せんもう》のはたらきも衰えます。そこで異物が肺に入りやすくなって誤嚥性肺炎をひき起こします。70歳以上の高齢者の死亡原因の6～7割は、この誤嚥性肺炎。70歳以上なら、ほとんどの人が誤嚥性肺炎の予備軍といえます。飲み物と固形物では、液体のほうがむせやすいため、ふつうは「水を飲んでむせる」からはじまります。その対応は、まずは禁煙。もし誤嚥性肺炎になったら抗生物質、そのあとで嚥下《えんげ》訓練です。

訃報記事にしばしば登場する誤嚥性肺炎は、肺炎の大きな原因です。じつは、70歳以上の高齢者の死亡原因の6～7割は、この誤嚥性肺炎です。

誤嚥の引きがねとなる「むせ」は、異物を排除しようとする咳反射によって起こります。咳反射がしっかりしていれば、食事中にむせたからといって、肺炎になるわけではありません。

年齢とともに咳反射が減り、さらに筋力が落ちて咳反射の力が弱まり、異物を吐き出す繊毛のはたらきも衰えてきます。そのために異物が肺に入りやすくなる、これが誤嚥です。また免疫力が低下すると、異物といっしょに入ってくる黴菌《ばいきん》を殺せなくなります。そうなると、発熱して肺炎を起こします。

むせやすくなるのは、60代くらいからで、70代になれば、ほとんどの人が誤嚥性肺炎の予備軍といえるでしょう。では、何に注意して生活したらいいのでしょうか。

食事のたびにむせているようなら要注意です。しゃべったり、笑ったりしてむせるのではなく、黙々と食べているのにむせるようなら、飲みこむ力である嚥下機能が落ちているかもしれません。飲み物と固形物では、液体のほうがむせやすい傾向があります。まずは「水を飲んでむせる」からはじまります。

高齢者の肺炎の場合、誤嚥が原因かどうか、本人にはよくわかっていないことも多いのです。咳などの出ない「不顕性誤嚥《ふけんせいごえん》」のためで、じつはこれがいちばん問題です。70代の誤嚥性肺炎の3割が「不顕性」とされていて、寝ているあいだに苦しくなって、翌朝には救急車で病院に入院したということもあります。

寝ているあいだに、唾液や胃液など大量の誤嚥があると、肺炎が一気に重症化することがあります。肺炎の治療は、抗生物質で黴菌を殺します。肺炎が治ったら嚥下訓練を行います。

高齢期になる前に注意したいことは、タバコをやめることが第一です。繊毛の動きや肺の免疫力を悪くし、脳梗塞《のうこうそく》のリスクを高めるからです。

●認知症を遠ざけるポイント

① 水を飲んでむせたら嚥下障害のはじまり

② タバコはやめる

③ 嚥下訓練も有効

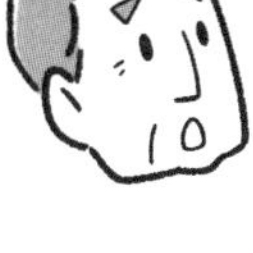

4 うつ対策⬇うつと認知症の関連性

――高橋英彦先生（精神行動医科学）

気分が落ちこんだときどうする？

日本人では17％の人がうつを経験するとされます。うつ病は、若年者のみならず中高年でも頻度《ひんど》が高いものです。このうつと認知症は表裏をなすこともあります。両者の鑑別は、特に認知症の初期では、むずかしいことが少なくありません。治療は、薬物療法、精神療法、環境調整の3本柱で行われます。なかなかうつが治らないとき、特に中高年ではもう一度認知症を疑ってみる必要があります。

日本人の6人に1人が、生涯に一度はうつにかかるとされています。「うつ」は認知症のリスクファクターといわれてきました。近年では、うつが認知症の初期症状というとらえ方もふえています。うつと認知症は隣り合わせで、ときには重なるという見方もある関係の深いものなのです。

うつと認知症は、高齢になるほど判別がむずかしく、中高年のうつと認知症は間違えられることがよくあります。認知症の初期症状にある、意欲低下（アパシー）は、刺激対象に対して関心がわきません。何事に対しても無気力になる状態が、うつとよく似ているからです。

診療の窓口をどこに選ぶかで、診断が変わってしまうことも起こります。うつと診断されて薬を飲みつづけているのに、改善しない。おかしいと思って脳の検査をしてみると、萎縮《いしゅく》していて「これは確実に認知症ですね」というほどすすんでしまった。こういうケースは少なくありません。早く認知症の診断がついていたら、その後の改善が違っていたはずです。

逆に、精神科を受診していれば、うつと診断される人が、物忘れ外来などで認知症と診断されているケースもあります。診療の入口によって「うつ」とも「認知症」とも診断されてしまうほど、両者は似ているのです。

認知症のような脳の病気だけでなく、甲状腺《こうじょうせん》機能低下症のような体の病気、ある種の薬剤も、うつの原因となります。高齢になるほど、うつと認知症は共存しやすくなるので、判別がむずかしくなるのです。

精神科での診療は、まず体や脳に原因となる疾患がないかを診《み》ます。体と脳の両方の可能性が完全に否定されたら、心の病気としての「うつ」の治療をはじめます。中高年の場合は、うつを念頭に置きながらも、「認知症かもしれない」と疑ってかかるのが診療の基本となります。そうすることによって、初期段階の認知症の見落としが防げます。

では、うつ病とは何か。漠然とした理解は、大方の人にはあるでしょう。憂うつ、気分が落ちこむ、といった「抑うつ状態」が続いて重症化すると、「うつ病」とされます。一般的に女性や若年者に多いとされますが、日本では中高年でも頻度が高く、社会経済的な影響も大きくなります。治療は、薬物療法、精神療法、環境調整の3本柱で行われます。

心療内科にかかって、うつの治療を受けても状況が改善しない、あるいは、かえって悪くなっているような場合には、認知症など、ほかの原因が隠れている可能性があります。担当医に「一度、脳（認知症）の検査をしていただけないでしょうか」と相談してもいいでしょう。脳に萎縮が見られれば、認知症です。可能性を考えることが「かしこいメンタルクリニックのかかり方」といえます。

●認知症を遠ざけるポイント
① うつと認知症、特にその初期は見分けがむずかしい
② うつの治療を受けても改善しない場合は、脳検査をお願いしてみる
③ 認知症の治療を受けていても落ちこみが改善しない場合は、精神科にも相談

今日のニュース、見ました?

うつ病とは精神活動が低下した状態。これは簡単な質問でチェックできます。またマイナス思考になって悲観的になったり自分を責めたりすることもあります。こうした心の状態は罪業感《ざいごうかん》と呼ばれ、うつ病に最も特徴的な症状です。こうした症状は認知症とは大きく異なるものです。

うつ病の診断でポイントとなるのは、問診での患者さんへの質問です。精神運動抑制

（運動機能の抑制と精神機能の抑制を合わせた総称）を拾い上げる有効なものとして、次の2つの質問があります。

- 「最近、新聞を読んでいますか」
- 「最近、テレビのニュースを見ていますか」

精神活動の抑制がすすむと、次のような状態になります。

- 忘れっぽい、覚えることが苦手になる
- 頭の回転が遅くなる
- 自分で決定できない、集中力がなくなる
- 会話が少なくなる

精神活動の低下がすすむと、次のような状態になります。

- 動作が緩慢《かんまん》になる
- 「おっくう」「めんどう」などと訴える

さきほどの判定用の2つの質問は、これらの要素に探りを入れるものです。この質問にどう答えるかで、意欲レベルがある程度わかるのです。

政治や国際面などむずかしい記事は読まないが、スポーツやお天気の情報は見るという意欲レベルもあります。そういう身近な情報についても、どうでもよくなって、まったく読まないという意欲レベルもあります。また、テレビを見ていても、言葉が理解しづらくなるとだんだん見なくなります。

また、うつには、自分や周囲の状況をネガティブにとらえる傾向があります。「自分は人に迷惑をかけている」と悲観的、自責的になってきます。これが、うつの特徴となる罪業感です。一方、認知症は、そもそも本人に病識がない場合も多いので、周囲の心配をよそに、ご本人は案外あっけらかんと、自分の症状を軽く考えていたりします。

診断では、これらを総合的に勘案《かんあん》して、うつと認知症を見分けていきます。

うつの症状と、認知症の初期症状であるアパシーがよく似ているため、うつであるにもかかわらず、本人や家族が認知症を疑って物忘れ外来を受診することがあります。脳の萎縮が見られず「認知症ではありません、よかったですね」と診断されて安心するのですが、状態はよくなりません。回り道をして精神科においでになる方がいるのは、そのためです。

●認知症を遠ざけるポイント

① 新聞やテレビを見ることは精神活動がそこそこ以上に営まれていることのあらわれ

② 隅々《すみずみ》まで読む？　見出しだけ？　などもより詳しく評価する目安に

③ なおアパシーとは「まあいいか、面倒くさい」という状態かも

わいわいと楽しめますか？

不眠は、老年期うつ病を早期に発見する有効な目安です。また孤独からうつにも、認知症にもつながりかねません。他人との会話は重要です。高齢社会では、男性も女性を見習って誰とでもおしゃべりすることが健《すこ》やかな毎日につながるでしょう。

老年期うつ病において、統計的に裏づけられた危険因子には、うつ病の既往、配偶者と

の死別、離婚などがあります。また、うつ病によく見られる症状の一つは、不眠です。早期発見、早期治療がうつ病においてもポイントになりますが、不眠は、早期発見のわかりやすいきっかけでしょう。

中高年の初発うつ（はじめての発症）がアルツハイマーの初期症状だった場合、初期段階なら、抗認知症薬がある場合が多いので、まず薬を使用しつつ、生活上の注意点を医師が指導します。

家でゴロゴロした単調な生活をしていると、刺激が減って、脳の老化が早まります。これが認知症併発の下地となります。中高年の初発うつの場合は、できるだけ早く専門医の指導を受け、うつ状況を緩和しておくことが求められます。

うつによいものの一つとして、脳トレが取りあげられますが、脳トレそのものより、何かを集団ですることがポイントです。できてうれしいとか、できなくて悔しいとか、何でもいいのですが、人との会話がうつ状態によいはたらきをします。

会話はとても大事です。認知症予防やＱＯＬ（生活の質）をキープするのが楽しい会話です。女性にとっては、これはやさしいことなのですが、男性は、なかなか見知らぬ人の中に入っていくことができません。

女性は社交的で、すぐ親しくおしゃべりに入れますが、男性にはそういった楽しさは通用しないようです。「そんなところにいっていられるか」とかいって、意地を張って家に引きこもってしまうので、そうこうしているうちに認知症が進行してしまいがちです。

うつが、アルツハイマーの初期症状であろうとなかろうと、外出して人と話をする、いろいろな情報を目から、耳から入れる。そういう生活をすることが大切なのです。

●認知症を遠ざけるポイント

① 「眠れていますか？」だけでうつ病の早期チェックになる
② 孤独、孤食、孤遊を避けて、他人と会話してみよう
③ 男性のおしゃべりも高齢社会を生き抜く術《すべ》

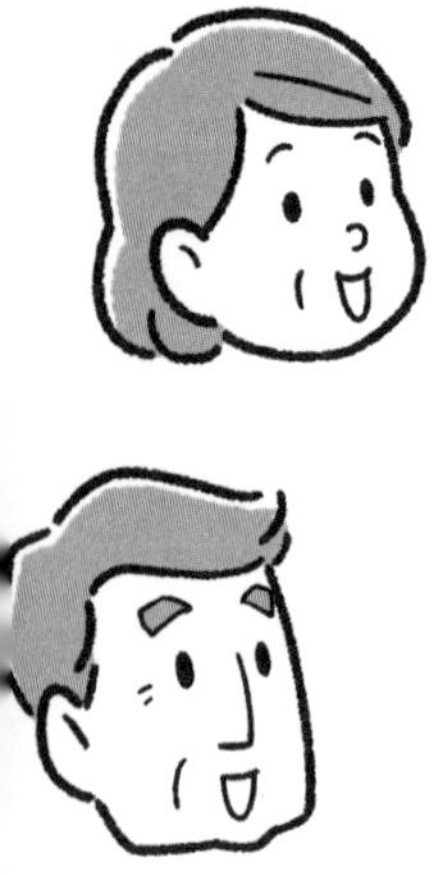

5

高齢女性対策⬇認知症へのリスクを上げる閉経

——宮坂尚幸先生（女性診療科）

女性は生涯エストロゲンとともに

女性の一生は、女性ホルモンのエストロゲンとともにあります。生涯を通して、髪や肌のうるおい、骨密度、コレステロール値、動脈硬化などにかかわります。エストロゲンは10歳ごろから急激に増えはじめ、20代30代でピークに至ります。そこからは下がっていき、閉経を超えるとほとんどゼロになります。

認知症患者の多数派である80歳以上の女性には、ほとんどエストロゲンはありません。このことと認知症と関連があるか否《いな》かは興味深い事実です。一方で、ふつうの生き物では、生殖機能の終わりは生命の終わりとほぼ同じ意味です。ところがなぜ人間は閉経後も生きつづけるのか？　最近では、閉経は人類の進化に貢献したという「祖母仮説」が注目されています。

日本人の認知症患者の8割は80歳以上です。そしてその8割が女性ですから、認知症の問題は女性の問題ともいえるでしょう。女性とは生物としてどういう存在なのか。このことを考えるとき、ホルモンがヒントとして出てきます。

女性の一生は、女性ホルモンであるエストロゲンとともにあります。エストロゲンには、髪や肌のうるおいを保つはたらきがあります。さらに、じょうぶな骨を維持したり、コレステロール値の調整や、動脈硬化を防ぐなど、女性の体を守るさまざまなはたらきがあります。

女性ホルモンの量の変化を見ていくと、初潮を迎える10歳ごろから急激にその量は増えつづけ、20代30代でピークに至ります。そこから下がりはじめて、45歳から55歳くらいに迎える閉経の期間を超えるとほとんどゼロに接近します。

エストロゲンは、女性ホルモンといわれていますが、男性の体内でもつくられます。精巣で分泌されるテストステロンの一部が変化してエストロゲンになります。また副腎《ふくじん》皮《ひ》質《しつ》で分泌されるＤＨＥＡ（デヒドロエピアンドロステロン）の一部が変化してエストロゲンになります。その量は年齢による大きな変化はありません。生涯で女性が体内でつくる女性ホルモンの量は、スプーン1杯ほどで、男性はその10分の1です。男性のエストロゲン量の変化は、年齢によって変わらずに一定であるため、閉経後の女性は、男性より女性ホルモン量は少なくなります。

60歳くらいで、女性のエストロゲン量は男性の量と交差し、そこからは少なくなります。だから認知症患者の大多数を占めるようになる80歳以上の女性には、ほとんどエストロゲンはありません。

このことと認知症とは、はたして関連があるのか。興味深い事実です。

ところで、生殖を終えたあとも長く生き残る生き物は、じつはわずかです。ヒトのほかには、シャチ、コビレゴンドウに閉経が起きることが確認されています。

生殖の役割が終わることを意味する閉経が、なぜ人間にあるのか。この謎をとく仮説がいろいろと出されてきました。

閉経は人類の進化に貢献したという「祖母仮説」というものがあります。認知症とは関係ありませんが、あっと驚く仮説なので、ご紹介します。

ヒトの妊娠期間は10ヵ月と長く、1回の妊娠で産まれるのは基本的に1人です。繁殖の面から考えると、短い期間で次々と産みたいのですが、授乳期間も長く、母親が子どもの面倒をずっとみなければならない。そのため、次が産めません。

その点、孫の面倒をみられる祖母がいれば有利だったのではないかということで、江戸時代の宗門改帳《しゅうもんあらためちょう》を調べると、祖母と同居している孫が、いちばん生存率が高いのです。つまり、人は繁殖に有利なように進化して、閉経という仕組みを獲得したという仮説です。

江戸時代も更年期の年齢は今とそれほど変わっていません。平均寿命が短いといっても、乳児の死亡率が違うだけで、長生きの人は長生きしています。乳幼児の生存率に貢献し、次の子どもの妊娠に貢献したのが、閉経後も長生きした祖母だった。これが「祖母仮説」です。

女性は分娩のリスクも高く、女性特有の病気もあるにもかかわらず、男性よりも長生きします。閉経後も女性ホルモンが枯渇《こかつ》しなければ、もっと長生きするんじゃないかと、どうしても期待してしまいます。

ただ、高齢女性の肌が、女性ホルモンをとることで急にきれいになったということは、どうもないようです。

●認知症を遠ざけるポイント
① 認知症患者の多数派である80歳以上の女性には、エストロゲンはほぼゼロ
② 「祖母仮説」とは、祖母がいれば孫が元気で、娘に次の妊娠もあるという学説

認知機能とホルモンの関係

エストロゲンは、認知症予防薬として注目されてきたものの、効果はいまだに不確定で、逆に乳がんの増加につながるとされます。わが国のガイドラインでは、「ホルモン補充療法は認知機能の改善には効果はないが、アルツハイマー病発症のリスクを下げる可能性がある」とされています。それだけに、その効果を期待して、今でもさまざまなタイプのエストロゲン薬が試されています。

エストロゲンが、認知症予防薬として注目されたのは１９７０年代でした。ホルモン補充療法（ＨＲＴ）と認知症の歴史は古く、出ては消え、出ては消えを繰り返してきました。

なかでも衝撃的だったのは、２００２年のＷＨＩ（アメリカ国立衛生研究所の閉経後女性の健康に関する研究プログラム）の大規模臨床《りんしょう》研究の発表でした。エストロゲン補充療法のメリットを調べる目的で行われた研究でしたが、実際には、乳がんが増えて中止となり、一気に熱が冷めた時代がありました。

卵巣を切除したネズミを使った8方向迷路実験で、認知機能とホルモンとの関係を調べる研究があります。エストロゲンを補充すると、ふつうのネズミと同じように餌のある個所にたどりつくようになります。

こうした動物実験で得られる結果が、大規模な臨床研究だとなかなか得られません。どういう人を対象に、どういうホルモンを投与すべきか、その手法については今も議論されています。

エストロゲンと認知機能の関係については、次のような見解があります。２０１７年の厚生労働省と専門家が作成したガイドラインでは、ＨＲＴは認知機能の改善には効果はないが、アルツハイマー病発症のリスクを下げる可能性がある、とされています。また認知機能の維持、または認知症の予防を主な目的としたＨＲＴはすすめられない、とも書かれています。

いろいろな人を全部ひとまとめにした調査・研究では有効性が出ないのではないか、と感じるところもありますし、投与経路による違いも注目されていて、経口（飲み薬）、経皮（貼り薬、塗り薬）など、さまざまなタイプの薬が開発されています。

今後はゲノム医療がさらに発達して、個人の遺伝子情報をもとに、オーダーメイドで薬を選ぶ時代が現実になっていくでしょう。また、男女おなじやり方では効果が得られない部分もあるのではないかという観点から、さまざまな面で男女別の治療計画がスタンダードになるのかもしれません。

●認知症を遠ざけるポイント

① 動物実験ではエストロゲン補充で認知機能が高まる
② ヒトで同じ効果を得るための医学的工夫が続けられている
③ ゲノム医療のさらなる発達がその実現に結びつくと期待されている

骨量は若いうちに増やす

高齢者の骨粗鬆症は、「骨折→寝たきり→うつ→認知症」という負のサイクルの出発点になります。ところがホルモン補充療法（ＨＲＴ）で閉経後骨粗鬆症はよくなるのです。その基本は、若いときにたくわえた骨量、骨の丈夫さです。逆に若い女性の痩せ薬や、痩せすぎは、将来の骨粗鬆症リスクを高めます。

骨粗鬆症以外にも、エストロゲン補充は更年期障害のほてりや発汗などの症状に、非常に効果的です。さらに補充療法は更年期の抑うつ気分を改善する可能性、加えて悪玉コレステロール（ＬＤＬ）を下げる効果ももつといわれます。

閉経後骨粗鬆症が、ＨＲＴで改善できることは、補充療法が間接的に高齢者のロコモ（運動器症候群）やフレイル（加齢による心身の衰え）を予防してくれる可能性も意味します。高齢者の骨折は、「骨折→寝たきり→うつ→認知症」という負のサイクルの引き金となるだけに、これは朗報です。

ＨＲＴにより、骨粗鬆症では、骨量がある程度回復することがわかっています。骨には、破骨細胞《はこつさいぼう》と骨芽細胞《こつがさいぼう》という2種類があり、骨は毎日入れかわっています。女性が、閉経とともに骨がもろくなるのは、このうちの、壊す方である破骨細胞が活性化して、修復する骨芽細胞が追いつかず、骨量が減っているからです。

若いときに骨量を増やして、ピークを高くしておけば、多少減ってもなんともありません。若い女性の痩せ薬や痩せすぎは、将来の骨粗鬆症リスクを高めます。ＨＲＴで破骨細胞のはたらきを抑えれば、リスクは低くなりますが、基本は若いときにたくわえた骨量です。

次にＨＲＴがよいとされる更年期障害では、ほてりや発汗などの血管症状にとても効果的です。また抑うつに関する効果は、個人差がありますが、改善する人もいます。ガイドラインも「ＨＲＴは更年期の抑うつ気分（または抑うつ症状）を改善するが、ＨＲＴのみで有効かどうかのコンセンサスは得られていない」としています。

代謝については、ＬＤＬを下げるといわれています。とはいえ、ＬＤＬも血圧も下げればいいというわけではなく、結局は個人によって目標値が違うはずだという論文も出てきています。

また、動物実験では、脳梗塞は圧倒的にメスが少ないのですが、卵巣をとってしまうとオスと同じくらい脳梗塞が起こります。エストロゲンというホルモンは、なにか危機的な状況が起きたときに、命を守るメカニズムをもっているのかもしれません。

●認知症を遠ざけるポイント
① エストロゲンは認知症の出発点である骨粗鬆症に効く
② 更年期障害の症状にエストロゲンは効果的
③ 痩せ薬、痩せすぎは、将来の骨粗鬆症を招く
④ エストロゲンの補充と悪玉コレステロールへの効果

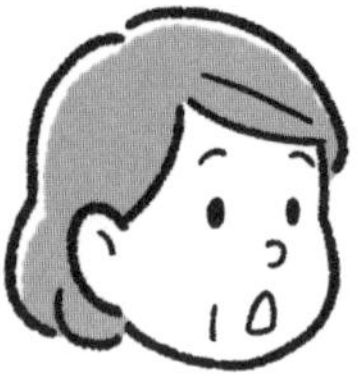

6 コミュニケーション対策①

認知症へのリスクを上げる難聴

——堤 剛先生（耳鼻咽喉科）

聞こえるけれどその意味がわからないのは？

中年期からの難聴は、認知症の最大リスクとして有名になりました。加齢性の難聴は、高い音が聞きとりにくい高音性難聴です。大切なことは、音は聞こえたとしてもその意味がわかりにくいことです。

聴力検査は専門的に行われますが、簡単な目安もあります。軽度ならテレビのボリュームが大きい、中等度になれば、何度も聞きなおすといった具合です。難聴の治療は、補聴器の使用と人工内耳が基本となります。

加齢によって聴力には変化が起きますが、よく知られているのが「耳が遠くなる」難聴です。難聴は、2015年に厚生労働省が策定した「新オレンジプラン（認知症施策推進総合戦略）」の中で、認知症リスクの一つにあげられています。

音を聞く力である聴力は、加齢とともに低下していきます。そのとき、聴力がよくても「言葉が聞きとれない」という現象が起こります。加齢性の難聴では、高い音（高周波成分）が聞きとりにくくなります。

日本語の子音は高周波成分が多いので、そこが聞こえづらくなると、たとえ音が聞こえていても、意味をもつ一つの言葉（単語）として認識する能力が低下します。これが、「声が聞こえるけれど、何をいっているのかわからない」という現象が起きる主な理由の一つです。これを「語音聴力《ごおんちょうりょく》の低下」といいます。

高齢者といっても、コミュニケーションが取れないほどの難聴の方というのは、そんなに多くありません。聞きとりは多少悪くなっているけれど、日常会話はできるという方が大半です。音が入ってこないだけでなく、いくつかの要因が重なって認知症リスクになると思います。

「聞こえにくい──→コミュニケーションが減る──→ひきこもり──→うつ──→認知症」とい

う悪循環が、しばしば指摘されます。起こりうる流れですが、実態はもう少し複雑です。日常語がほとんど聞きとれない高度難聴や、重度難聴の人が、それだけで特別に認知症になりやすいかというと、そうとはいえません。当人の生きようとする意欲や好奇心の強さ、あるいは周囲の、家族なりケアする人たちの配慮が大切になるゆえんです。

難聴の程度（目安）について、簡単にお話ししておきましょう。聴力検査は、耳鼻咽喉科の専門医が行います。低い音から高い音まで、いろいろな高さの音をヘッドホンで流し、被験者が聞こえる最低音量を閾値《いきち》としてデシベル（dB）で評価します。

・正常と評価されるのは、閾値が25 dB未満で、ふだんの会話には問題がありません。
・軽度難聴と評価されるのは、閾値が25 dB～39 dBで、小さな音が聞きとりにくくなっています。生活の中では、テレビの音を大きくするのでわかります。
・中等度難聴と評価されるのは、閾値が40 dB～69 dBで、ふだんの会話が聞きとりにくくなっています。生活の中では、何度も聞きなおすのでわかります。
・高度難聴と評価されるのは、閾値が70 dB～89 dBで、大きな音でも聞きとりにくく、騒音しか聞こえていません。

・重度難聴と評価されるのは、閾値が90dB以上で、耳元の大きな声も聞きとりにくくなります。日常音はほとんど聞こえていません。

難聴の耳鼻科での治療は、補聴器の使用と人工内耳を入れることで対応します。軽度難聴と中度難聴は補聴器適応で、高度難聴と重度難聴は人工内耳適応です。

●認知症を遠ざけるポイント
①　難聴になっても、姿勢次第で認知症につながらない
②　姿勢とは、本人の生きる意欲と好奇心、そして家族の配慮

やっぱり補聴器は役立つ

難聴の人にはありがたい補聴器ですが、これは装着すればすぐに聞こえるものではありません。こまめに専門家によって、調整をしてもらってはじめて役に立ちます。

補聴器をつくる際には、認定補聴器技能者のいる病院や販売店がおすすめです。なお集音器は入ってくる音を大きくするだけで、言葉の聞こえがよくなることはありません。補聴器でも聞こえにくい場合には、人工内耳を体内に埋める方法があります。

補聴器を正しく使えば難聴は改善されるのですが、うまく使いこなせている高齢者はまだまだ多くありません。「ピーピー音や異物感がいや」とか「何十万円もするものなので、落としたりするともったいない」とかの声も聞こえてきます。補聴器とはどういうものなのかという知識も、まだ十分ではないようにも思えます。

補聴器は、装着すればすぐに聞こえるようになるというものではありません。フィッティング（調整）を月に2回くらいこまめにやって、はじめて言葉が聞きとれるようになる装置です。老眼と同じように、聴力も加齢によって低下していきますから、その都度の調整も必要です。

調整といっても、ご本人がなにかむずかしいことをする必要はありません。「認定補聴器技能者」という有資格技師さんが調整します。調整がすんだら、ご本人がすることは、2、3個のプログラムから「家の中では1、外では2」など、周囲の環境に合わせて切り替えるくらいです。

補聴器をつくろうとなったら、耳鼻科で、純音および語音聴力（言葉の聞こえ）の検査と耳のチェックをします。耳あかが濡れているタイプの人や、中耳炎などが原因で鼓膜に穴があいている人は、注意が必要です。耳鼻科でのチェックがすんだら、実際に補聴器をつくる段階に入ります。

補聴器をつくる際には、認定補聴器技能者のいる病院や販売店を選ぶことをおすすめします。補聴器は、耳の外にかけるタイプと、中にすっぽり入る耳内型があります。耳内型は、外から見えないので好まれますが、小さくてスイッチが入れづらかったり、電池が小さかったり、高齢者には扱いにくい面もあります。

補聴器は、みなさんがおもちのイメージではハードルが高いかもしれませんが、性能自体は確実に進化してよくなっています。医師と補聴器認定技師が提携して、耳のチェック、聴力検査、補聴器の調整、アフターフォローをトータルで行う「補聴器外来」も増えています。補聴器を敬遠したり、やめてしまったりしないで、ぜひ試して、続けていただきたいと思います。

集音器というものもありますが、これは単純に音量を大きくするだけで、周波数の調整はできません。集音器で言葉の聞こえがよくなることはありませんから、専門医がすすめることはないでしょう。

人工内耳は、補聴器だけでは音声言語の獲得が不十分な場合に、体内に埋めこむ装置です。2〜3時間の手術で入れられます。体外装置のマイクが音をひろって、皮下に埋めこんだ体内装置に送信します。電気信号に変換して、リード線をつうじ、内耳の蝸牛《かぎゅう》に埋めこんだ電極に伝えます。

この手術は、国内では、約1万人が受けています。高齢者に多い「高音域は聞こえないけれど、低音域の聴力は残っている」という場合は、人工内耳と補聴器を周波数によって使いわけるハイブリッド型にします。両耳難聴の場合は、これも保険適用になりました。

●認知症を遠ざけるポイント

① 加齢とともに聴力低下がすすむので、補聴器をつけても、定期チェックでの調整が必要になる（補聴器はカスタムメイドの超小型コンピュータ）

② 集音器は廉価ながらあまり役立たない

③ 人工内耳が全国的に広まりつつある

相手にうまく聞きとりにくさを伝える

高齢者の聴覚機能を悪化させないためには、コミュニケーションのとり方が重要です。基本は、周りの人が話しかけてコミュニケーションをとりつづけることです。聞こえにくい人に話しかける場合には、「ゆっくり」「明瞭に」「少し低めの声」がポイントです。難聴の早期発見は、しばしば健診の聴力検査がきっかけになります。

ご本人が「聞こえにくいのは年だから」とあきらめて放置してしまうと、認知機能の低下にすすみかねません。家族など周囲の人が、高齢の難聴の人とのコミュニケーションをあきらめてしまうのは、最悪のコースです。聴覚機能を守り、悪化させないためには、コミュニケーションのとり方が重要となります。

高齢者の方が、まったく聞こえていなければ、補聴器や人工内耳を使っていただくしかコミュニケーションの方法はないと思いますが、大事なのは、耳に音刺激を入れることです。

つねに話しかけること、そして会話の際には、ご本人が家族や周囲の人に「もう少し、大きな声で、明瞭にしゃべって」と遠慮せずにいうことです。

相手が、大きな声でしゃべってくれれば聞こえる人が、「全然、会話が成りたたない」と来院されることがよくあるのです。大きな声でしゃべる際には、「ゆっくり」「明瞭に」「少し低めの声」でしゃべるのがポイントです。

加齢性難聴の方は、高音が聞こえないことが多く、「男性より女性の声が聞きとれない」と訴える方が多いのです。それで、「少し低めの声」で話します。ただ大声を張り上げると、高齢者は、怒られたように感じて、そこから喧嘩騒動になってしまうこともあります。「大声」ではなく、「ゆっくり」「明瞭に」話しましょう。

唇の形で音を読みとれるように、メリハリをつけたしゃべり方をする工夫もあると思いますが、この読唇術《どくしんじゅつ》はむずかしいかもしれません。わずかに聞こえる音と唇の動きで、ある程度、言葉を推測できる方はいるものの、難聴歴の長い人でないと唇を読むのはむずかしいと思います。

自分の聴力が低下していることを、生活の中で自覚するのは、なかなかむずかしいようです。自分が難聴だということを、あんがい自覚できず、けっこう悪くなってから来院される方が多いのです。

早期に知るには、やはり健診の聴力検査がきっかけになります。軽度の聴力低下も健診ではひっかかります。

耳が悪くなるということは、三半規管《さんはんきかん》や耳石《じせき》など体の平衡を保つときにはたらく器官も悪くなるということですから、ふらつきが起きるかもしれません。耳鳴りやめまいなどの症状を訴えて来院され、難聴が発見されることもあります。気になることがあったら、専門機関での検査をおすすめします。

●認知症を遠ざけるポイント

① 聞こえにくければ遠慮せずに「もう少し大きな声で、ゆっくりとしゃべって」と頼む

② 難聴の人には、「ゆっくり」「明瞭に」「少し低めの声」でしゃべる

③ 耳鳴りやめまいも含め、耳鼻咽喉科の検査を気楽に受ける

7 コミュニケーション対策②

↓認知症へのリスクを上げる白内障などの障害

——大野京子先生（眼科）

目が悪くなると認知症につながりかねない

人間が得る情報の8割は目から入ります。ところが目の病気は進行が遅く、自覚症状が出にくいので早期発見が困難になりがちです。高齢者の代表的な目の疾患には、白内障《はくないしょう》、加齢黄斑変性《かれいおうはんへんせい》、緑内障《りょくないしょう》があります。

このうち、白内障は手術法の進歩により、ほぼ根治できます。しかし加齢黄斑変性と緑内障はそれがむずかしく、進行を遅くする治療になります。これらにより、患者さんのＱＯＬ（生活の質）や認知機能にも向上が見られます。

外部刺激の8割は、視覚を通じて入ってくるといわれており、五感の中でも認知機能に大きな役割を果たしているのが目です。

目で見るという視覚は、QOLを左右する中核です。目の病気は進行が遅く、自覚症状が出にくいところがやっかいです。

代表的な目の病気には、白内障、加齢黄斑変性、緑内障があります。次のような症状があったら、医師に相談しましょう。

・白内障は、水晶体の変性（にごり）によって、視力低下が起き、視野全体がかすみます。夜空の月も文字もクリアに見えなくなります。

・加齢黄斑変性は、視野の中心部分がゆがみ、欠損します。本を読むとき、文字などのまさに見たいところに、穴があいて見えなくなります。画像を結ぶフィルムの役割をする網膜の、黄斑部に変性が起こる障害です。

・緑内障は、視野が狭くなる障害です。視界が周辺部分から狭窄《きょうさく》してきて、進行すると失明に至ります。視神経の神経線維が減少していくために起こるものです。

白内障は、治療によって視力回復が見込まれますが、加齢黄斑変性と緑内障の治療は、進行を遅らせるための治療となります。これらについてご説明します。

まず、老化とともに起こる代表的な白内障から。

白内障は40歳以上に多く、80歳以上では、ほとんどの人が何らかの形で発症しています。多くの高齢者を診察していると、「認知症かと思っていたら、白内障だった」ということはよくあります。足元がおぼつかない、物をよく落とす、顔の見分けがつかないなどの、認知症に典型的な行動の原因が、脳ではなくて目にあったということです。

老眼と白内障の違いは、水晶体の「弾力性の喪失」か、「にごりの進行」かです。レンズ部分である水晶体の弾力性が落ちてくると、ピントが合わせづらくなります。これが老眼。最初は水晶体の一部がにごりはじめ、加齢とともに進行するのが白内障です。白内障を放置して外部刺激が減ると、認知症が進行するといわれています。

白内障は、手術（眼内レンズの設置）によって、視力がもとに戻る病気ですから、ぜひ早めに眼科を受診していただきたいと思います。

入院は、必ずしも必要ではありません。手術は20分ほどで、片目ずつ手術すると、４日間の通院で完了します。

手術の前後で、患者さんのＱＯＬや認知機能に向上が見られたという、はっきりしたエビデンス（医学的根拠）があります。今では、白内障と老眼を同時に治療できる多焦点眼内レンズも、ふつうに使われています。将来的には、度数調節ができる眼内レンズも実用化されると思います。

視覚分野の技術の進化には、めざましいものがあります。長い間、中途失明原因の上位だった糖尿病網膜症は、治療や手術の技術がすすみ、失明のリスクがかなり減りました。ＡＩ（人工知能）による自動診断技術もすすんで、すでにアメリカでは糖尿病網膜症などは、ほとんどをＡＩが診断しています。日本も近いうちにそうなると思います。

●認知症を遠ざけるポイント

① 視力低下とともに視野全体がかすんで文字がぼんやりとしか見えないのが白内障
② 本を読むとき、見たいところに穴があいて見えなくなるのが加齢黄斑変性
③ 緑内障では、視界が周辺部分から狭窄してきて、進行すると失明に至る

網膜の病気は自己チェックできる

視野の真ん中がゆがみ、見づらくなることを特徴とする加齢黄斑変性。これは今後ますます増えると予想されます。その原因は、既存の血管から分岐して新しい血管（新生血管）がつくられることです。

早期発見がむずかしいとされるこの疾患でも対応法はあります。細かい碁盤の目状のアムスラーチャートを使って片目ずつテストしてみます。このときにゆがみや中央部の見づらさなどはないでしょうか？　治療としては、硝子体《しょうしたい》への注射が行われます。

網膜の病気として、緊急事態となる危険なものがあるのでご記憶ください。それは網膜動脈閉塞症《もうまくどうみゃくへいそくしょう》です。突然、視野の全体または一部が暗くなり、何十分という単位で、網膜が壊死《えし》する病気です。一刻も早く治療すべき「目の110番」の病気と覚えておいてください。

高齢化にともなって、今後ますます患者数が増えると予想されているのが、加齢黄斑変性です。画像を結ぶフィルムの役割をする網膜の病気で、発症初期から、視野の真ん中がゆがんだり、見づらくなるのが特徴です。

相手の顔や表情も見えづらく、人と会うのがおっくうになることがあります。社会的孤立は、認知症にとって、由々《ゆゆ》しき事態です。片目に見づらさがあらわれても、もう一方の目が補ってしまうので、かなり進行してから気づくことも多い病気です。

ご自身で簡単にチェックする方法があります。簡易的に自己チェックできるものとしては、細かい碁盤の目状の「アムスラーチャート」があります。これは、製薬メーカーやクリニックのサイトに掲載されていたり、ダウンロードできたりします。

片目ずつテストしてみて、ゆがみや中央部の見づらさなどの症状があったら、すぐ専門医に相談してください。加齢黄斑変性になると、きれいに目の揃った直線のチャートが、壊れた餅焼き網みたいにガチャガチャになって見えるので、容易に発見できます。

なぜ発症するのかは、よくわかっていません。欧米化した食生活も関係しているようですが、くわしい原因は不明です。

発症の前段階で、コレステロールのプラーク（老廃物）が蓄積したところに、新生血管がつくられ、それが破綻することで見づらさの症状があらわれます。網膜中央部の黄斑部に異常があらわれると、既存の血管から分岐して新しい血管（新生血管）がつくられます。

この細くて弱い新生血管から成分が漏れたり、破れて出血したりすると、見づらさの症状が起こります。さらに進行しないように、治療は早めにはじめることが大切です。

治療は、新生血管の生成を抑える薬を、直接、眼球を形づくっている硝子体に注射します。出血や浮腫が減るため、そこで視力が改善する方もありますが、多くの場合は、複数回の注射が必要になってきます。

加齢黄斑変性は、少しずつ進行していき、自己チェックが可能ですが、網膜の病気では、緊急事態となる危険なものがありますので、認識しておいていただきたいと思います。それは網膜動脈閉塞症です。

突然、視野の全体または一部が暗くなり、何十分という単位で、網膜が壊死する病気です。一刻も早く治療しないと、視覚障害が残ってしまうのですが、目と救急のイメージが結びつきにくいのか、なかなか緊急事態と認識していただけません。

心筋梗塞や脳卒中と同じような、救急車の出動が必要な事態が目の動脈で起きるのです。突然に、視野に異常が出たら、「網膜動脈閉塞か？」という情報を、ぜひ頭に入れておいてください。

●認知症を遠ざけるポイント
① ゆがみを調べるアムスラーチャートはインターネット等でわかる
② 視野の異常が突然出たら「網膜動脈閉塞か？」と疑い、救急車要請もためらわない

緑内障のリスクを高めるもの

日本人の中途失明原因の1位が緑内障。強い近視があると、発症リスクが3倍になり、また遺伝性もあります。周辺部から視野狭窄がはじまり、すすむと「完全に光を失う」ところまで進行します。

よく眼圧が高くなるといわれますが、そうでないこともあります。診断では眼底写真が用いられ、初期でも発見できます。

緑内障の発症率は、人口の40歳以上で5％、60歳以上では10％と多く、日本人の中途失明原因の1位となっています。緑内障が進行すると、生活に深刻な影響をあたえます。

緑内障では、周辺部から視野狭窄がはじまり、怖くて一人で外を歩けなくなる方が多くいます。また探しものや料理するなどの、身の回りのことをこなすのが、むずかしくなります。さらにほかの病気では起こらない「完全に光を失う」ところまで進行してしまうので、特に深刻です。

この危険な緑内障は、視神経が変性する病気です。眼圧上昇によって、眼底の視神経乳頭と脳をつなぐ視神経が障害され、神経線維が徐々に減っていきます。ただ、検査の際、眼圧が高いことも、そうでないこともあります。

強い近視があると、発症リスクが3倍になります。特に高齢者の場合は、目のかすみが老眼のせいなのか、緑内障のせいなのか区別がつかず、発見が遅れがちになります。そこで重要になるのが、眼底写真です。緑内障による変化は、視野に異常が出る前に眼底写真にあらわれるので、初期でも発見できます。

遺伝的要素も大きいので、身内に緑内障の方がいる場合は、現在見え方に問題のない方も定期検診をおすすめします。

視力が低いのに眼科に行かないと、認知症の発症リスクが9・5倍に上がるなど、視力低下と認知症との関係も近年明らかになっています。人生100年時代、将来の視野を守るために定期検診は欠かせません。ＡＩによる自動診断が実用化して、もっと簡単に受診できる時代も近づいています。

●認知症を遠ざけるポイント

① 早期発見には、眼底写真による定期検診を行う

② 身内に緑内障の人がいる方は特に定期検診がおすすめ

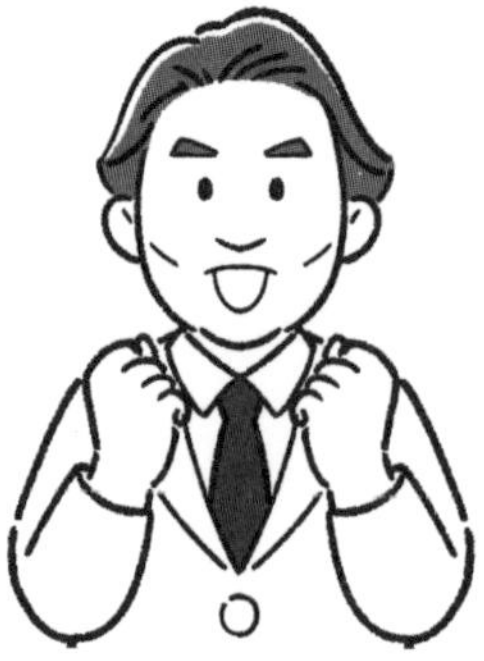

8

生活習慣病対策①

認知症へのリスクを上げる高血圧

――竹村洋典先生（総合診療科）

血管の弾力性を維持するといい

「人は血管から老いる」というように、血管は身体の大本です。高血圧で血管が弾力性を失うことから逃れることは、心身の健康の基本になります。

自分の血管の状態を示すものの一つは血圧です。高血圧によって血管が障害されると、脳は大きなダメージを受けます。あらゆる臓器は、血管を通した圧力によって栄養や酸素を送られてはじめて、正常にはたらけるからです。

脳の神経細胞の死滅が認知症の原因で、その原因の一つが、高血圧とつながっています。

そこでアメリカの厚生労働省にあたるＮＩＨ（アメリカ国立衛生研究所）の「認知症予防

8か条」にも、「高血圧予防」が明記されています。

では、高血圧とは？　かつて「年齢プラス90までが正常」といわれた時代もありましたが、現在は厳しい基準になっています。収縮血圧（上の数値）が140、拡張血圧（下の数値）が90以上が高血圧です。この高血圧が血管の弾力性を損ない老化の大本をつくるのです。

●認知症を遠ざけるポイント
① 適切な血圧で、血管の弾力性を保てば、体は正常に維持できる

血流の圧力が上がる悪い習慣とはサヨナラ

ざっくりいうと高血圧が虚血性心疾患の原因です。これとコレステロールが悪のスパイラルをつくることが原因で血管壁が硬くなり、破れてしまいかねません。

日本人の死因の2位は心筋梗塞や狭心症などの心疾患、3位の老衰に続いて多いのが、脳卒中などの脳血管疾患です。心疾患も脳血管疾患も虚血性疾患です。虚血とは臓器に血液が十分にいきわたっていない状態です。高血圧は、その虚血と関係しているのです。これを説明しましょう。

血液中にコレステロールなどのプラーク（老廃物）がたまって、それが血管の内側に付着すると血管が細くなり、血流が悪くなります。そこを無理やり通そうとするので血圧が上がります。反対にその圧力に耐えようとして血管の緊張が高まります。その結果、弾力性がなくなり血管壁がプチっと裂けます。

すると、裂け目を補修するために血小板などがくっついて塊《かたまり》になり、ますます流れが悪くなります。心臓や脳に、栄養や酸素が行かなくなって、虚血性疾患がひき起こされるのです。こうして高血圧という生活習慣病が、認知症の原因になります。

内側に汚れが付着して細くなった血管は、さらに悪化すると、危険な事態を招きます。心臓に栄養を送る冠動脈が細くなれば、狭心症を起こします。頸動脈《けいどうみゃく》で障害が起これば、脳卒中を発病します。

血流がつまることなく、さらさらと流れるように、ふだんからの心がけが大切です。まず体を動かし、栄養のバランスをととのえることです。禁煙、アルコールは控える。睡眠の質を高めることで、できるだけストレスに対処する。むずかしそうですが、かかりつけの先生のご意見や健康番組などを参考にすれば、自分に適したよい対応方法がきっと見つかるはずです。

●認知症を遠ざけるポイント
① 運動と栄養のバランス
② 禁煙し、アルコールは控える
③ 睡眠の質を高める

高血圧は腎臓にも影響する

高血圧と腎臓病の悪のスパイラルが認知症のリスクを高めます。尿をつくる腎臓は、血管の塊のようなものなので、血圧の影響を受けやすいのです。しかもアルツハイ

マー病のメカニズムと脳血管障害が連動することがわかっています。

近年、心疾患や脳卒中の重大因子として注目されているのが、ＣＫＤ（慢性腎臓病）です。これは、腎臓のはたらきが、健康な人の60％以下に低下し、異常が続く状態をさします。この腎臓の慢性的な異常と高血圧とはかかわりがあるのです。

腎臓は、血管の塊のようなものですから、血圧の影響を受けやすい臓器です。また腎臓は老廃物の排出だけではなく、血圧をコントロールするいろいろなホルモンにかかわっています。

最近ではＣＫＤがすすめば血圧が上がり、血圧が上がれば、さらにＣＫＤがすすみます。腎臓がやられれば、まさに負のスパイラルがはじまることも知られています。この対応ポイントは塩分と過剰なたんぱく質摂取の制限になります。

また近年、中年期の高血圧が将来の認知症に関係していることが、わかってきました。高血圧は、高齢者だけの問題ではないのです。

さらに最近では、アルツハイマー型の認知症と脳血管障害とのあいだに、双方向性があることが明らかになりました。つまり、高血圧によって脳血管が障害されると、アルツハイマー型認知症になり、アルツハイマーになると脳血管障害が起こるのです。ここにも負のスパイラルの危険があります。

●認知症を遠ざけるポイント
① 慢性腎臓病の対応ポイントは塩分と過剰なたんぱく質摂取の制限
② 中年期でも高血圧と診断されたら治療する

生活習慣を変えるポイントがある

多くの高血圧の真犯人である生活習慣を改善することが薬以上に重要です。運動、栄養、休養に加えて禁煙、節酒がポイントです。また降圧薬は勝手にやめたり再開したりすると危険性を高めます。

高血圧の本当の原因は生活習慣なので、生活習慣を変えないかぎり、薬で一時的に血圧が下がっても、もとに戻ってしまいます。薬だけで、高血圧の根本的改善を望むのはむずかしいのです。血管にやさしい生活習慣が確立されれば、薬はいらない。このことを肝《きも》に銘じてください。そのうえで、薬についてお話しします。

高血圧の薬（降圧薬）といっても、いろいろなものがあります。たとえば、朝の血圧が高い方には、よく寝る前に飲んで長く効くものを処方します。糖尿病のある方にはこれ、心不全の方にはこれ、狭心症の方にはこれ、というように、医師は、適材適所で効果的な組み合わせで処方しています。

降圧薬によって、血圧が下がってくると、安心する結果、飲むのをやめてしまう人が少なくありません。そこでまた高くなると、また飲みます。飲めば下がりますが、この乱高《らんこう》下《げ》がじつはいちばんよくないのです。薬は飲みつづけてください。

次に悪い生活習慣を変えていきます。高血圧を引き起こす悪い生活習慣といえば、前にも述べたように飲酒と喫煙です。

タバコは吸わないこと。「適度の飲酒で長生き」とか「酒は百薬の長」ともいわれますが、健康寿命を延ばすためにはアルコールはできるだけ飲まない。これが血管にやさしい生活習慣の第一のポイントになります。

運動については有酸素運動がよいです。週3回以上、30分歩く。これが第2のポイントです。

食生活ではどうか。日本人は、塩分大好き民族で、1日平均10グラムを摂取しています。人間は1日約7グラムの塩分で充分です。日本人の減塩はまだまだ実現していないのです。塩は旨味《うまみ》成分なのですが、それを他のものにするのがよいでしょう。

ラーメンの汁などは、極力飲まないようにする。醬油やドレッシングなどの調味料は、かけずにつける。酢やレモンで風味をつける。ソルティーではなくスパイシーに。これらが第3のポイントです。

●認知症を遠ざけるポイント

① 降圧薬は勝手にやめたり再開したりしない
② 禁煙、アルコールは適度に
③ 週3回以上、30分歩く
④ 塩の代わりにスパイシーな味つけを

危険な早朝高血圧から自分を守る

高血圧の9割は原因不明の本態性《ほんたいせい》高血圧。その中でも起床時に高い早朝高血圧は特に危険です。これらの改善には生活習慣改善、特に睡眠への注目が有効です。

高血圧には二つの種類があります。一つは病気の症状としてあらわれる高血圧です。検査によって原因が特定でき、高血圧全体の10％に満たないものです。原因としては、ホルモンの病気、腎臓の病気、薬剤によるものなどがあります。これらによる高血圧は、治療や手術によって改善します。

それ以外は、原因が不明の高血圧です。9割はこの本態性高血圧と呼ばれる高血圧で、薬の処方だけではなく、本人の生活習慣の改善が求められます。

健康長寿の人には、共通していることがあります。それは「自分の健康は自分が守る」という意識をもっていることです。それには、よい生活習慣が鍵になります。ここでは睡眠に注目します。

脳をなだめ、早く睡眠状態に入るために、寝酒をする人は少なくありません。寝酒が効くのは、寝入りばなだけで、睡眠の質はかえって悪くなります。中途覚醒が多くなり、脳の休息に必要なノンレム睡眠（深い睡眠）がカットされます。そのために熟睡感が得られず眠るための寝酒が、かえって不眠をもたらしています。

不眠の人は心筋梗塞になりやすいという有名な報告もあります。逆に寝すぎも健康的ではなく、7時間がちょうどよい睡眠時間とされます。

寝る直前に体をあたためすぎないような入浴との組み合わせ、寝室を少し冷やすなどはよい睡眠をもたらすとされます。また最近では就寝前のスマホもその明るさ・輝きが不眠につながると注意がなされています。

血圧は、起床の少し前からだんだんと高くなるのがふつうです。ところが起床時にすでに高い血圧値を示すのが早朝高血圧の人で、心筋梗塞や脳梗塞になりやすい傾向がありま す。その危険因子として高齢、飲酒、不眠、うつなどが知られています。

まずは担当の先生に降圧薬を服用するタイミングを相談しましょう。また7時間の睡眠、寝酒はやめる。これらが自分で自分を守ることにつながります。

郵便はがき

切手をお貼りください。

102-0071

東京都千代田区富士見一―二―十一

KAWADAフラッツ一階

さくら舎 行

住所	〒 都道府県		
フリガナ		年齢	歳
氏名		性別	男　女
TEL	(　　　)		
E-Mail			

さくら舎ウェブサイト　www.sakurasha.com

愛読者カード

ご購読ありがとうございました。今後の参考とさせていただきますので、ご協力をお願いいたします。また、新刊案内等をお送りさせていただくことがあります。

【1】本のタイトルをお書きください。

【2】この本を何でお知りになりましたか。

1.書店で実物を見て　2.新聞広告（　　　新聞）
3.書評で（　　　）　4.図書館・図書室で　5.人にすすめられて
6.インターネット　7.その他（　　　）

【3】お買い求めになった理由をお聞かせください。

1.タイトルにひかれて　2.テーマやジャンルに興味があるので
3.著者が好きだから　4.カバーデザインがよかったから
5.その他（　　　）

【4】お買い求めの店名を教えてください。

【5】本書についてのご意見、ご感想をお聞かせください。

●ご記入のご感想を、広告等、本のPRに使わせていただいてもよろしいですか。
□に✓をご記入ください。　□ 実名で可　□ 匿名で可　□ 不可

●認知症を遠ざけるポイント

① 自分の健康は自分が守る！

② ノンレム睡眠（深い睡眠）が脳を休息させる

③ 7時間睡眠が理想的

④ 入浴との組み合わせ、寝室を少し冷やすなどはよい睡眠をもたらす

⑤ 寝る前のスマホは不眠につながる

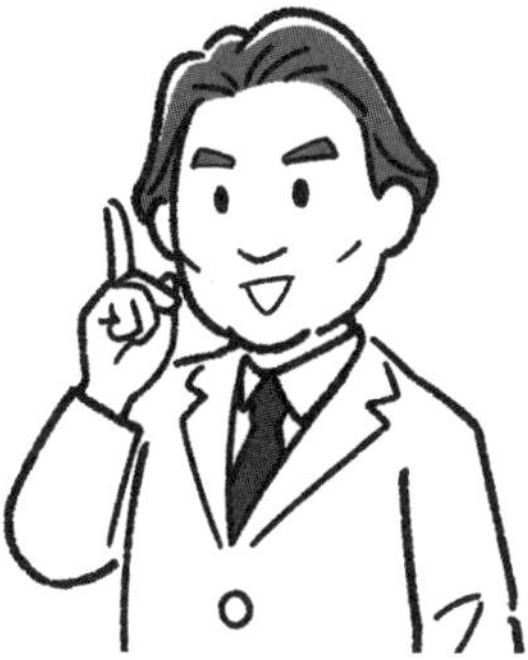

9 生活習慣病対策②

認知症へのリスクを上げる糖尿病

――山田哲也先生（分子内分泌代謝学）

インスリンを効率よくはたらかせる鍵穴掃除

糖尿病のある人は、アルツハイマー型認知症や血管性認知症の発症リスクが、2〜4倍に上昇します。糖尿病の原因はインスリンのはたらきにあります。だから糖尿病治療のコツはインスリンのはたらきを正常化することです。

人間の活動のエネルギー源は糖です。この糖の血中濃度が長期にわたって上がるのが糖尿病です。その血中濃度を左右するのが、膵臓《すいぞう》から出るインスリンというホルモンです。

インスリンは、エネルギー源である糖が細胞という部屋に入るための鍵です。インスリンという鍵が細胞の鍵穴をひねると扉が開きます。扉が開くと、細胞に糖が正常に届けられます。これが「インスリンが効いている」状態です。

糖の血中濃度が上がってしまうのは、扉が閉まったままなので糖を細胞に吸収させることができず血中に糖があふれるからです。つまり「インスリンが効いていない」のです。

細胞の扉が開かない原因は、二つあります。一つは、鍵がないケース。つまりインスリンの量が足りない場合です。次に、鍵穴が詰まっているケース。鍵はあっても穴にうまくはまらず、扉が開かない。この状態は「インスリン抵抗性」と呼ばれ、一般的には肥満によって起こります。

細胞の扉が開かず、糖の血中濃度が高いままだとなぜ怖いのか？　高濃度の糖によって、血管が傷み、動脈硬化がすすむと、認知症につながりかねません。脳梗塞、心筋梗塞という血管系疾患のリスクも高まります。さらに、目の網膜、腎臓、神経など細かい血管が密集している臓器がやられるのです。

インスリンが効いていない状態が続くと、細胞の栄養である糖を細胞内に取りこめないので、糖分不足になって臓器はダメージを受けます。エネルギー不足の臓器はガス欠の自動車のようなものですから、機能が低下します。

インスリンをつくるのは、膵臓のβ《ベータ》細胞ですが、個人差はあっても、年齢とともに必ず減ります。今のところβ細胞を復活させる方法はなく、糖尿病と診断されたら、減り方を遅くするしかありません。それには、β細胞にできるだけ負担をかけないようにすることです。鍵の数は増やせないけれど、鍵穴の掃除、つまりインスリンを効率よく使うことは人の努力で可能です。薬だけでなく食事療法、運動療法を続けましょう。

たとえば、糖質をとるにしても、野菜といっしょによく噛んで食べれば、吸収に時間がかかり、血糖値の上昇がゆるやかになって、β細胞への負担が減ります。

また、運動つまり筋肉を動かすと、インスリンがなくても細胞は糖を取りこむので、筋肉を動かすこと自体がよいのです。もちろん脂肪が燃えて体重が減るというプラス面もあります。

このように食事や運動は、β細胞やインスリン量を増やすことはできませんが、糖と脂でべたべたになった細胞の鍵穴を掃除してくれます。その結果、インスリンという鍵が、効率よく細胞の扉を開けて、糖の吸収をよくするのです。

インスリンをつくるβ細胞には、頑強なものも虚弱なものもあります。いわゆる体質という遺伝的素因によりますから、近親者に糖尿病の人がいたら要注意です。β細胞は年齢とともに量も機能も徐々に低下していきます。β細胞量が50％まで減少した段階で糖尿病と診断され、30％まで減少するとインスリン治療がはじまります。

●認知症を遠ざけるポイント
① 肥満に注意する
② 糖質は野菜といっしょによく嚙んで食べる
③ 運動すれば糖は細胞内にうつる
④ β細胞量が30％まで落ちたらインスリン治療になる

血糖値をコントロールする薬は進化している？

ヘモグロビンA1c《エーワンシー》の値は、1～2ヵ月の血糖平均値を示す優れた治療の目安です。つまり食事の影響で変動しにくいのです。また最近では糖尿病の薬はいろいろあるので、それらの組み合わせにより治療効果がアップします。

予備軍を含めると、日本人の糖尿病患者は1000万人を超えるといわれています。糖尿病は、自覚症状がないまますすむと、合併症が怖い病気ですが、糖尿病診断や、薬の組み合わせによる治療が、急速に進化してきています。この薬の進化で、血糖コントロールができるようになりました。

糖尿病診断でおなじみなのが、血糖値ですが、最近は、血糖値よりヘモグロビンA1c《エーワンシー》（HbA1c）の値が、診断で重視されます。血糖値は、どうしても、食事の前後で上下する要素がありますが、HbA1cは、ある程度、平均的な様子が見られるのです。

ヘモグロビンは、赤血球をつくっているたんぱく質の一つで、血中の糖と結びつく性質があります。血中に糖が増えると結びつきも増えるので、比較的長時間の血糖値を安定的に示します。赤血球は約120日間血中に存在するので、HbA1cの値によって、1～2ヵ月の血糖平均値がわかります。

HbA1cの単位は％です。正常値は4・9～5・5％。6・5％が糖尿病診断の基準値になります。これを超えてくると、糖尿病の可能性が非常に高いということになります。

そこで、できるだけよい血糖コントロールが求められますが、近年になって登場したのが、薬の組み合わせで血糖値をコントロールする治療です。

今は、いろいろな種類の薬が出ていますので、患者さんに合わせたよい組み合わせで、効果が出る場合があります。食後に血糖値が上がりはじめたタイミングをすかさず狙ってインスリンが出れば、血糖値が上がらないですみ、膵臓のβ細胞への負担を減らすことができます。薬の組み合わせで、それができるようになってきています。

糖尿病の食事療法につきものなのが、空腹感です。この空腹感を週1回の注射で軽減させることができるようになりました。これはGLP《ジーエルピー》－1《ワン》（グルカゴン様ペプチド－1）という消化管ホルモンの薬です。これが、食欲コントロールで苦労されている患者さんの福音になっています。

こうした新しい進化した薬の力も借りながら、β細胞への負担を減らして長持ちさせることが大切になってきます。

●認知症を遠ざけるポイント

① 食事療法や運動療法を基本に、薬による賢い治療をする
② 糖尿病の薬のタイプはいろいろ。適材適所の薬を合わせて治療効果アップ
③ 空腹感を軽くすれば食事療法がより簡単になる、そんな注射もある

10 生活習慣病対策③ 認知症へのリスクを上げる心房細動

――平尾見三先生（循環器内科）

心房細動《しんぼうさいどう》というよくある不整脈が認知機能の低下を起こすことがわかってきました。自分で心房細動に気づくサインは動悸《どうき》と息切れです。また自分で脈をはかればその乱れがわかります。

心房細動の動悸・息切れを、運動不足のせいにされているかも

心房細動とは、不整脈の一種です。不整脈は、心臓の心房という部分が不規則に震えることで起こります。心房細動の患者さんは、現在100万人いるといわれています。高齢化にともなって、さらに今後増えていくと思われます。

近年、この心房細動が認知機能の低下をひき起こすことがわかってきました。なぜ心房

細動が、アルツハイマー病や認知機能低下をひき起こすのか、その理由は二つ考えられます。一つは、心房細動によって小さな血栓《けっせん》が毛細血管に詰まって起きる、脳の機能不全。もう一つは、脳血流の低下による脳の循環障害です。

自分で心房細動に気づくサインがあります。それが動悸と息切れです。心房細動が起こると、脈が不規則に速くなります。そのとき、心臓の鼓動の違和感として動悸を感じます。また心臓の馬力が2〜3割落ちるので、息切れが生じます。

動悸と息切れが、年のせいでも、運動不足のせいでもなく、心房細動だと知るには自分で自分の脈をはかればいいのです。これを検脈といいますが、手のひらを上に向けて、手首の内側の真ん中を通る腱の外側に指を当て、脈をとります。

正常な脈拍は、トン・トン・トンと、規則的にうちますが、不整脈は、トン・・・トトトトン・トンというように、脈拍が乱れますからすぐわかります。ふだんから検脈の習慣があると、自分のリズムがわかり、変調が起きたときにそれに気づくことができます。検脈は、15秒の脈拍をはかり、それを4倍します。それが1分間の自分の脈拍数です。

心臓も筋肉ですから、60歳を過ぎると筋肉量が落ち、線維質が増えて硬くなります。そうすると心筋を動かす電気の流れが悪くなって、乱れやすくなります。自分の脈が不規則になったり、小さく、弱くなったり、脈がとりにくくなったら、専門医に相談することです。この心房細動は心電図で診断されます。

また、自動血圧計で血圧と脈拍を計測する習慣のある方は、エラーがよく出るようになったら要注意です。心房細動によって、脈がばらばらになっている可能性があります。

●認知症を遠ざけるポイント
① ふだんから検脈をする
② 動悸、息切れがあったら心房細動を疑う
③ 自動血圧計でエラーがよく出るようになったら心房細動かも

進行性の不整脈は危険

加齢とともに生じやすい心房細動はふつう進行性に悪化します。生活習慣病やSAS（睡眠時無呼吸症候群）などが心房細動のリスクになります。心房細動は早期発見

すれば治療効果が期待されます。

心臓の一部が不規則に震えて起きる心房細動は、脳梗塞や認知機能低下の原因にもなる不整脈の一種です。心房細動は、心筋の経年劣化の一つですが、心筋を増強する手段は今のところありません。40歳を過ぎたころあらわれはじめ、60歳を過ぎると急に増える傾向があります。

心房細動になりやすい人と、なりにくい人がありますが、なりやすい人は次のような人です。まず、高血圧、糖尿病、脂質異常症、アルコールなど、生活習慣病のリスクがある人。このような人は、心房筋の線維化が進行しやすく、心房細動を起こしやすいのです。

また、SAS（睡眠時無呼吸症候群）やプロのアスリートなど非常に強い運動によって、心臓に負担をかけつづける人も、心房を傷める可能性が高い人です。

遺伝についていえば、両親とも心房細動がある人では、発症リスクが2倍といわれています。男女比でいうと、男性のほうが多いといえます。

心房細動は、あるときに期外収縮《きがいしゅうしゅく》が起こることからはじまります。期外収縮とは、規則的な脈のあいだに、時々、不規則な脈があらわれることです。心房から発生する期外収縮が、心房細動をひき起こします。

最初のうちは年に1回だった心房細動の頻度がしだいに月に1回、週に1回と増えてきます。これが発作性の心房細動ですが、放置すると何をやっても心房細動が止まらない永続性のものにすすみます。

このように心房細動は進行性で、放っておけば、ほとんどの方は永続性になります。しかし早い段階で治療すれば、進行が止められる可能性があります。

早期発見が大事なのですが、月に1回とか週に1回、数分間の発作的な期外収縮がある初期段階に気づくことは困難です。健康診断などで、「異常なし」とされがちです。そこで「異常がない」と思ってしまうことが怖いのです。

何もしなければ、5年か10年後には永続性に移行します。年間10%くらいの人が、気づかないままに、発作性から永続性に移ります。

そうなると脳梗塞の危険も生じてきますから、わずかな兆候がある段階で気づき、医師に相談することが大事なことになってきます。

●認知症を遠ざけるポイント
① 生活習慣病対応は、心房細動の予防につながる
② 睡眠時無呼吸やプロのアスリートは、心房細動に注意
③ 健康診断の心電図で異常なしでも安心できない

カテーテルアブレーションによる治療が決め手

心房細動の根治療法はアブレーション治療です。これは心臓まで入れたカテーテルの先端からの電流により、心房細動の震源地を鎮静化するものです。最近では広く浸透した治療法になっています。

不整脈の治療法は、すでに確立しており、現在も進化を続けています。日々、新しい装置や技術が登場しているので、今後ますます発展すると思われます。

その不整脈の標準的治療法として「カテーテルアブレーション（焼灼術《しょうしゃくじゅつ》）」があり、1994年からは保険適応となっています。「焼灼」というのは、「焼く」の意味で、熱を加えて不整脈発生部位を直接あたためることです。

心臓という場所が場所だけに、一般の方が「焼灼」と聞くとなんだか恐ろしげな治療のように感じますよね。そうした不安に対しては、「すべてコントロールされている状態で行う治療ですから、全然怖くないんですよ」とお伝えしています。

手術は、足のつけ根の大腿静脈から心臓までカテーテルを挿入します。静脈は太くて長く、まっすぐに伸びているので、カテーテルを3本くらい入れても大丈夫です。入院は3泊4日がふつうで、手術そのものは2～3時間で終わります。

カテーテルは直径2ミリ程度で、先端に電極がついています。そこに高周波電流を流して不整脈発生部位に当て、あたためます。心房細動の揺れは、心臓やその周辺に震源地がいくつもある群発地震のようなイメージです。カテーテルアブレーションは、その震源地を鎮静化して周囲に地震が伝わらないようにする治療です。挿入された電極がめざすのは、その震源地です。

さて、カテーテルが静脈の中を通って心房に達し、不整脈発生部位に当てられたら、高周波発生装置から高周波電流が流れて、カテーテル先端の電極の温度が上がります。温度が一定以上になると、心筋のその部分のたんぱく質が凝固《ぎょうこ》して、不整脈の原因となる電気の発生、伝達が止められます。これを焼灼術と呼んでいます。

この手術は、ご本人が元気で治療を希望されれば85歳の方にも行います。とはいえ、アブレーションですべてが解決するわけではありません。

高血圧や糖尿病、ＳＡＳなどがある方は、これらの治療をしっかり続けることが大切です。

心房細動が再発して、脳の大きな動脈に血栓が詰まると、半身不随や寝たきりになるリスクが高くなります。それだけに手術を受けたあとも、継続して注意が必要です。

65歳前後からは、どなたにでも不整脈のリスクがあります。このことを自覚して、検脈の習慣をつけ、自分の脈のリズムを知り、心臓の不調にいち早く気づけるようにしましょう。それが脳の健康のためになり、認知症のリスクを遠ざけることになります。

●認知症を遠ざけるポイント

① 65歳過ぎからは不整脈の厄年《やくどし》。検脈の習慣は健康のもと

② アブレーションは健康の程度と希望次第で85歳になってもできる

③ アブレーションをした後も、生活習慣病対応により心房細動の再発を予防

PART

2

認知症予防の脳活ごはん

――生涯現役脳は食生活から

松田美智子

納豆カリカリトースト

…P128

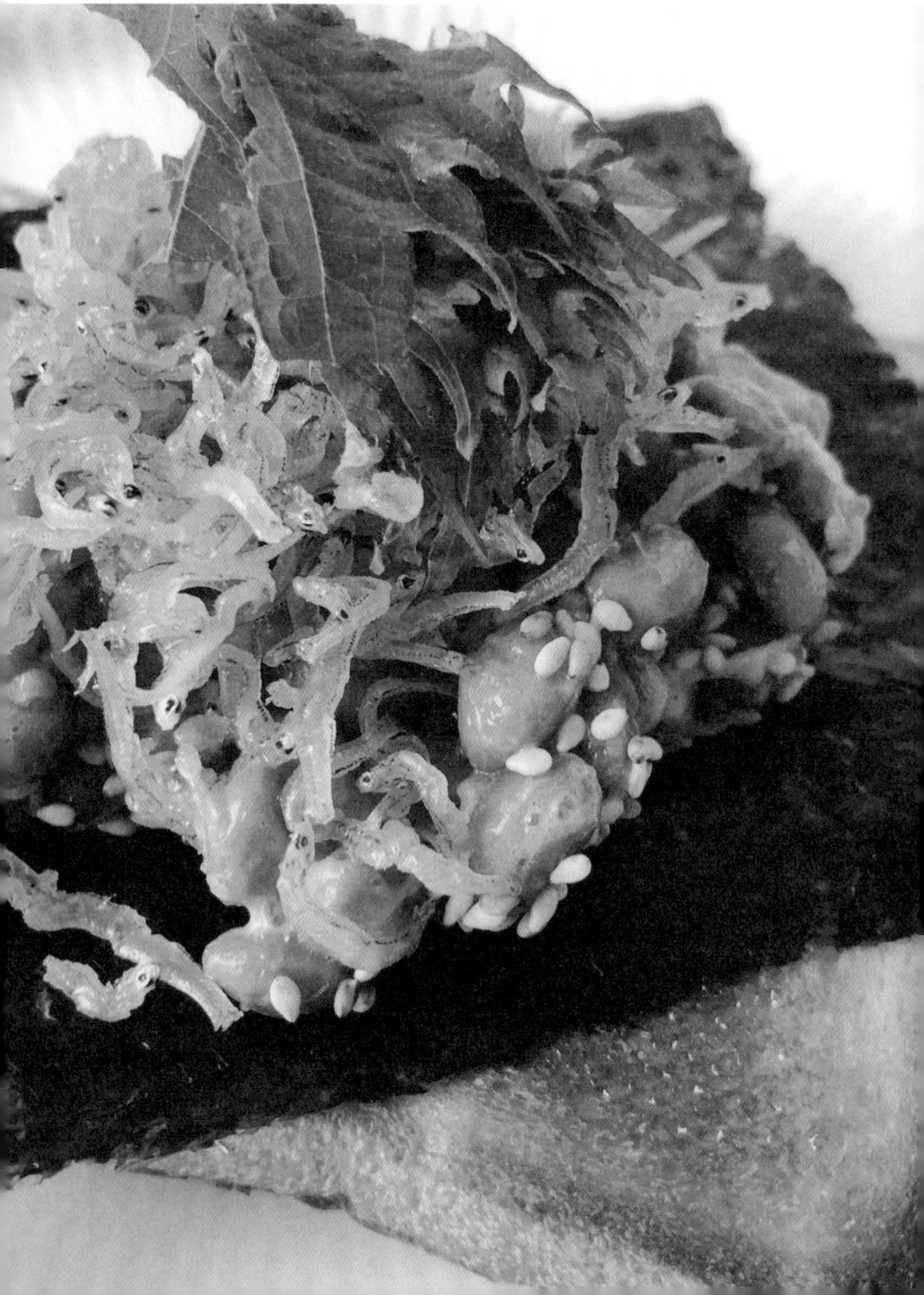

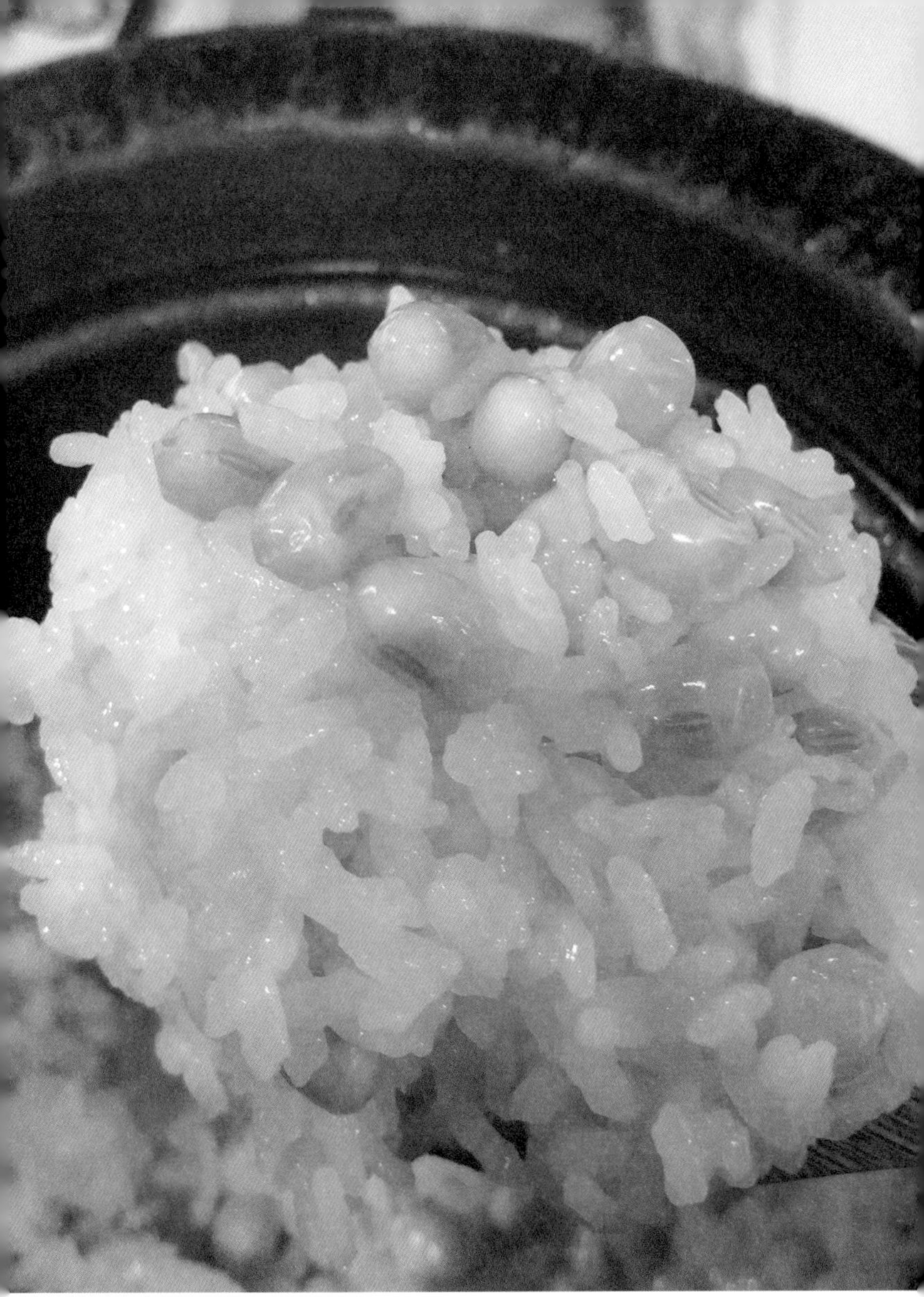

大豆ごはん …P132

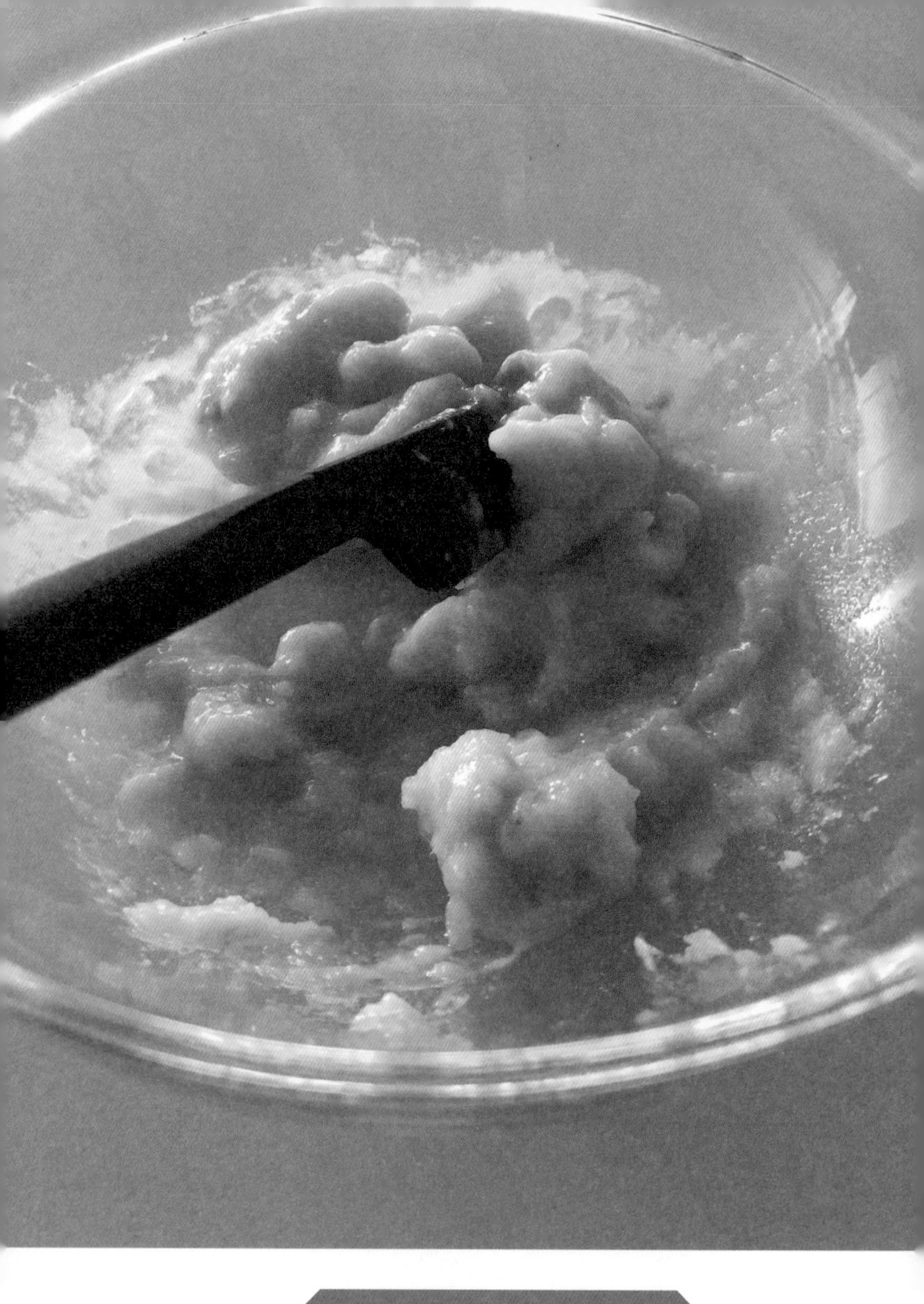

バナナジュース
…P135

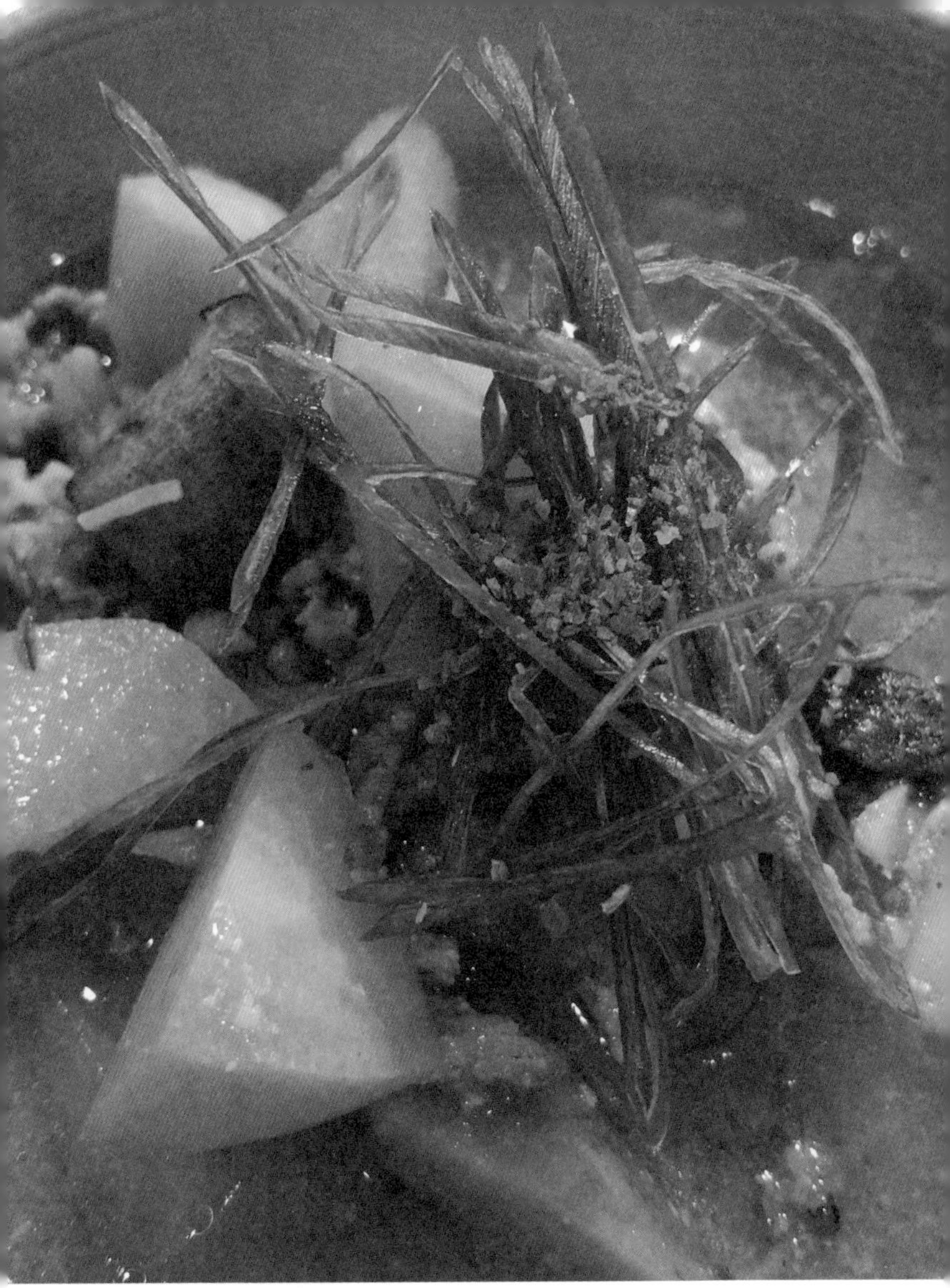

簡単粕汁 …P138

鮭でニシソワーズサラダ

…P142

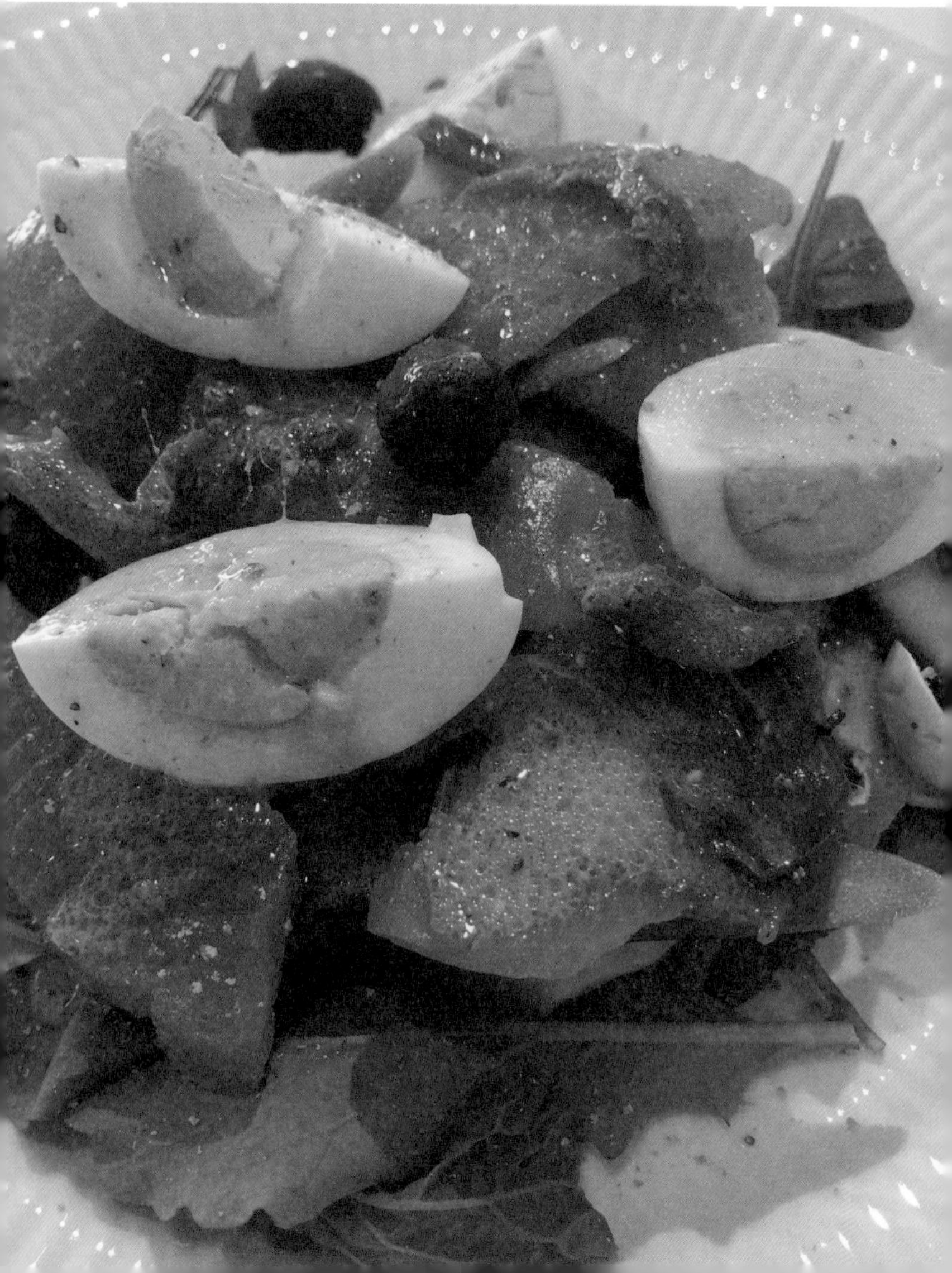

きくらげと卵の炒めもの

…P146

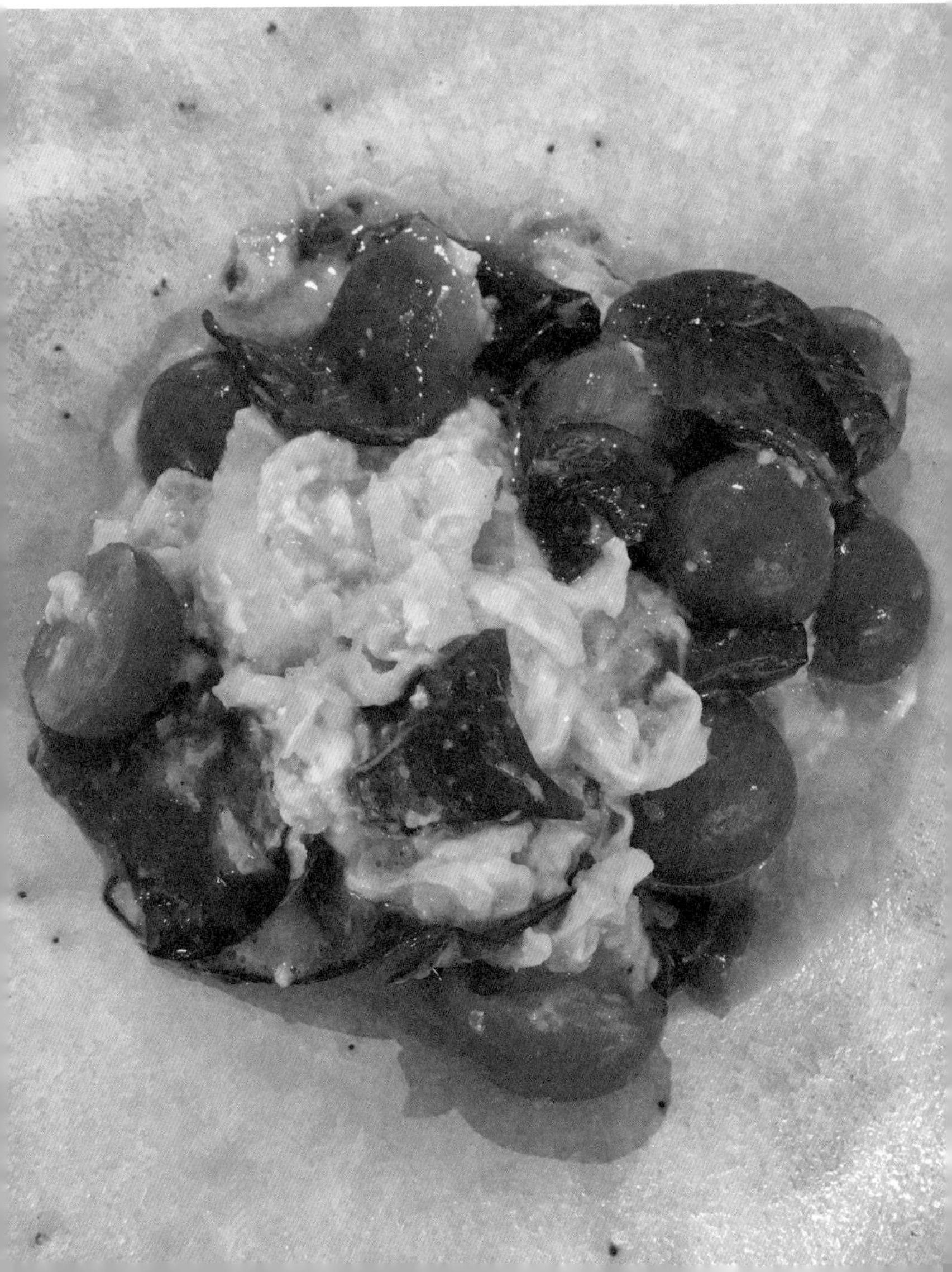

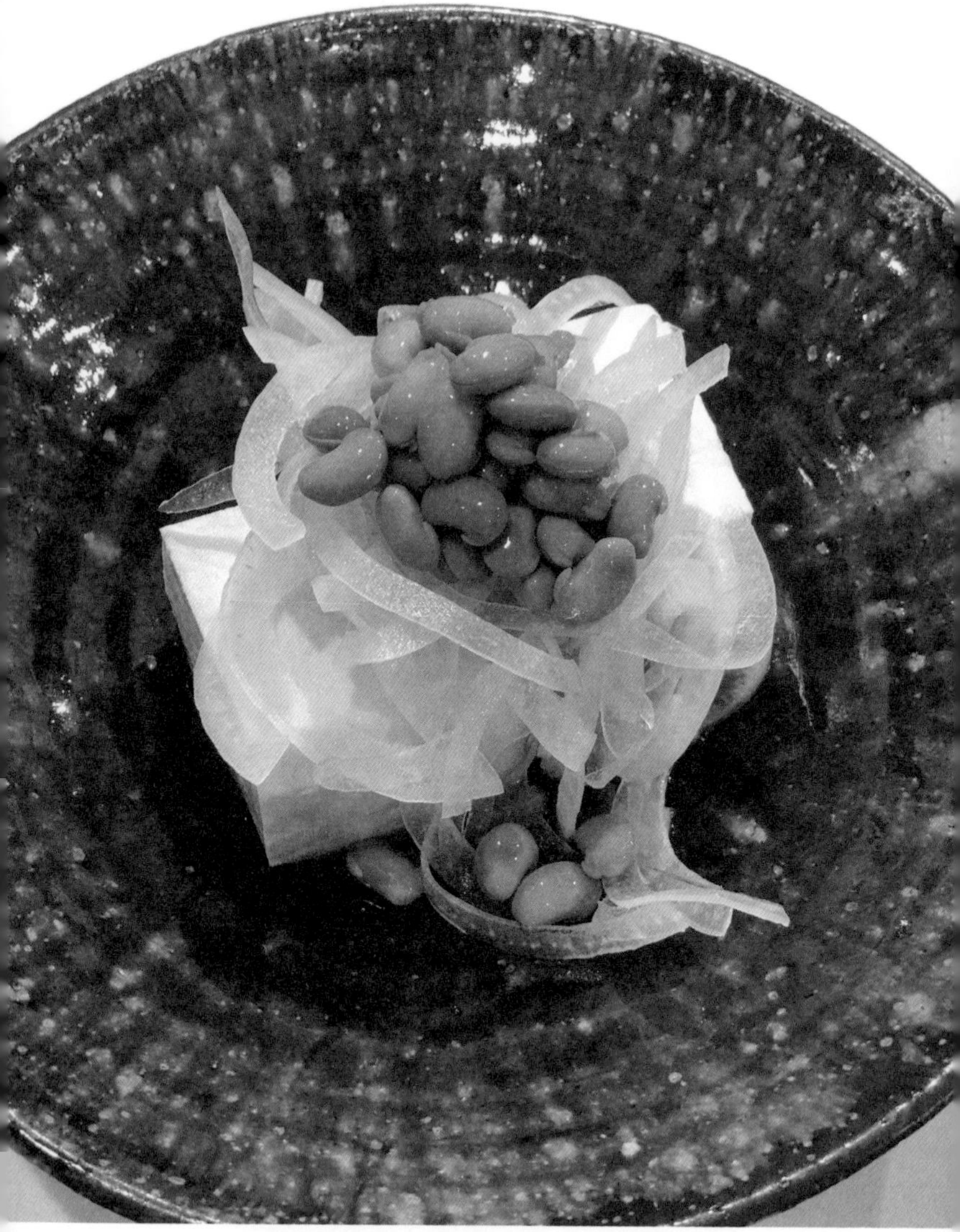

酢醤油漬けの枝豆

…P150

かぼちゃのスチームサラダ ヨーグルトソース

…P154

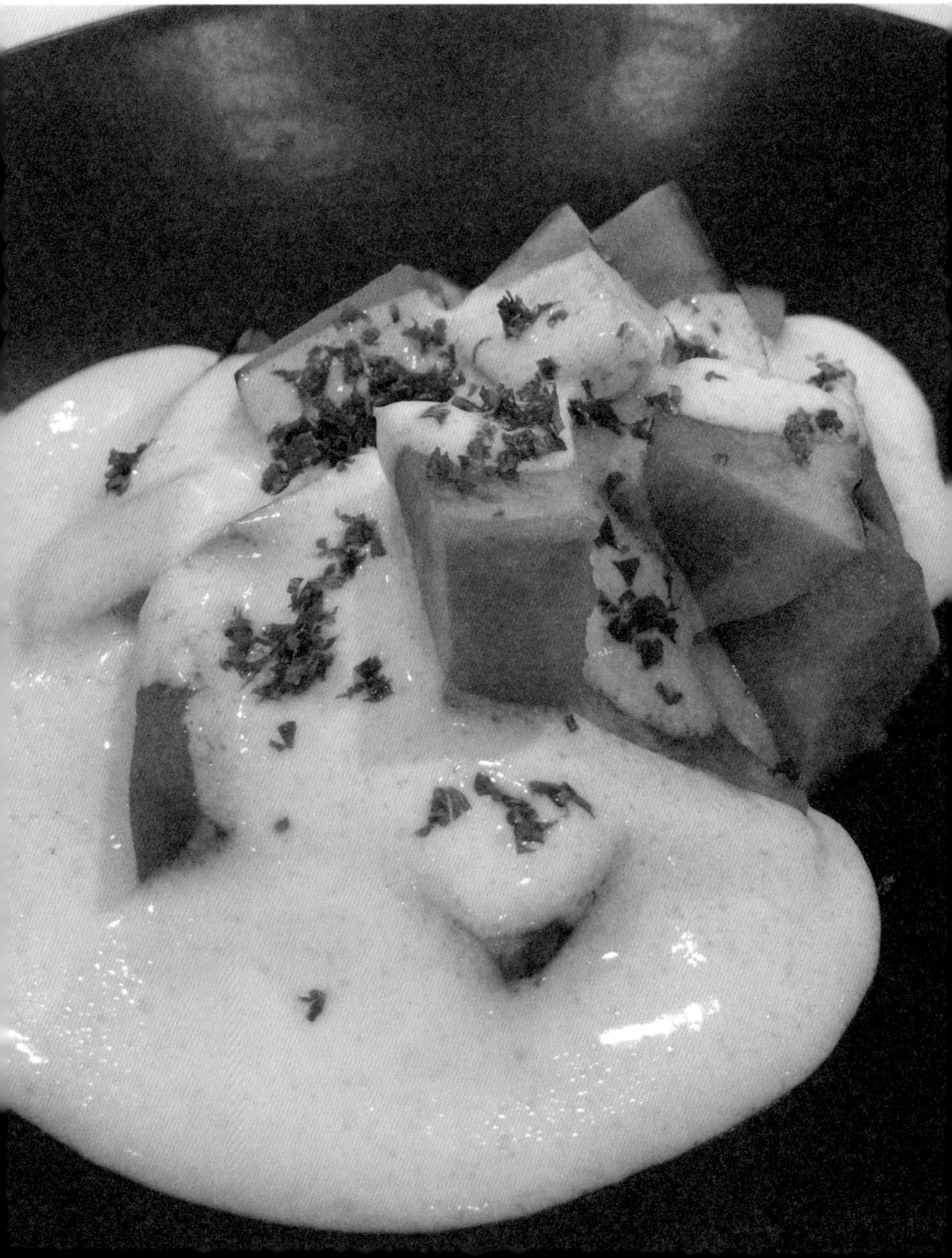

蕪とチーズのグリル

…P158

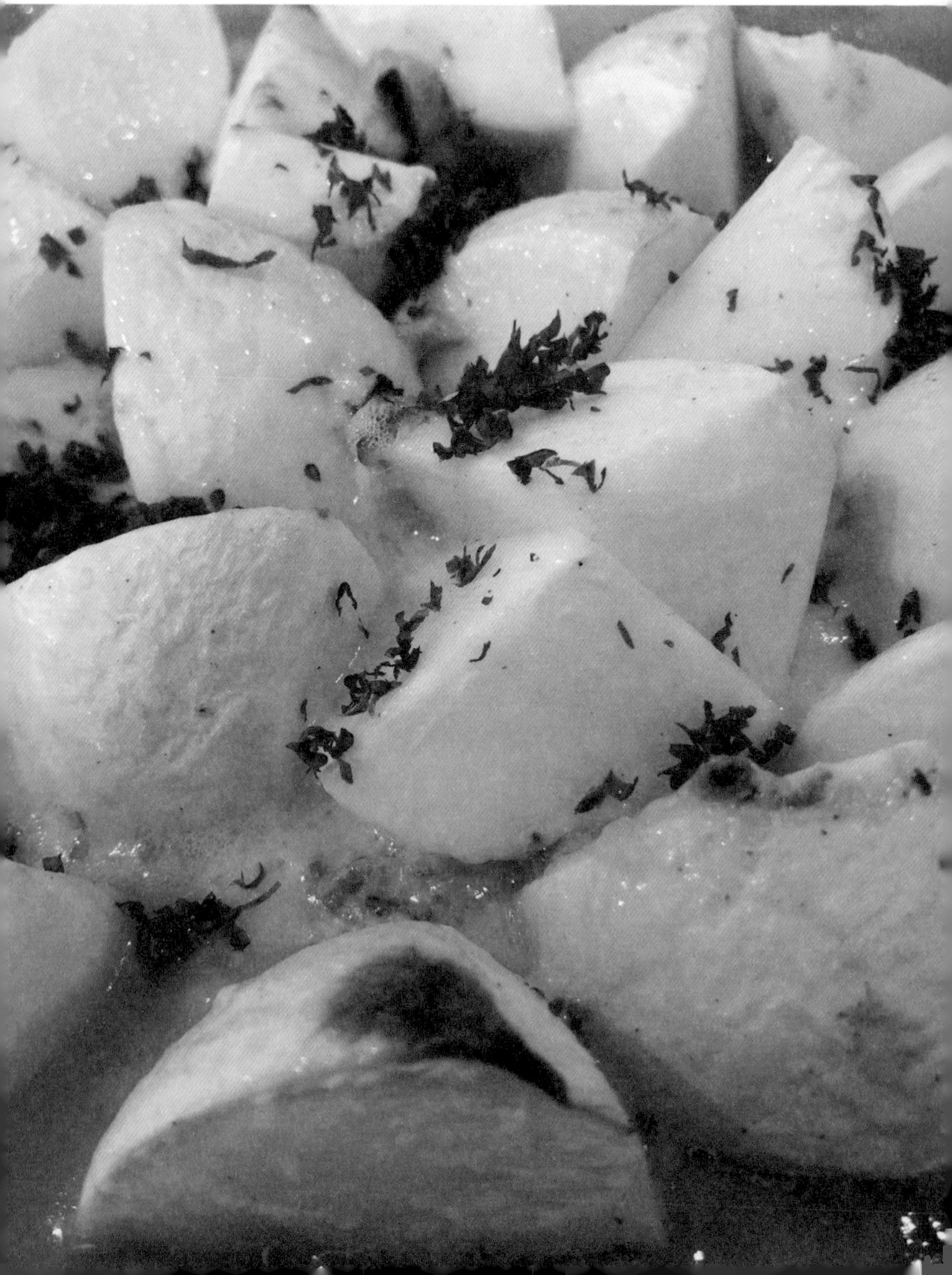

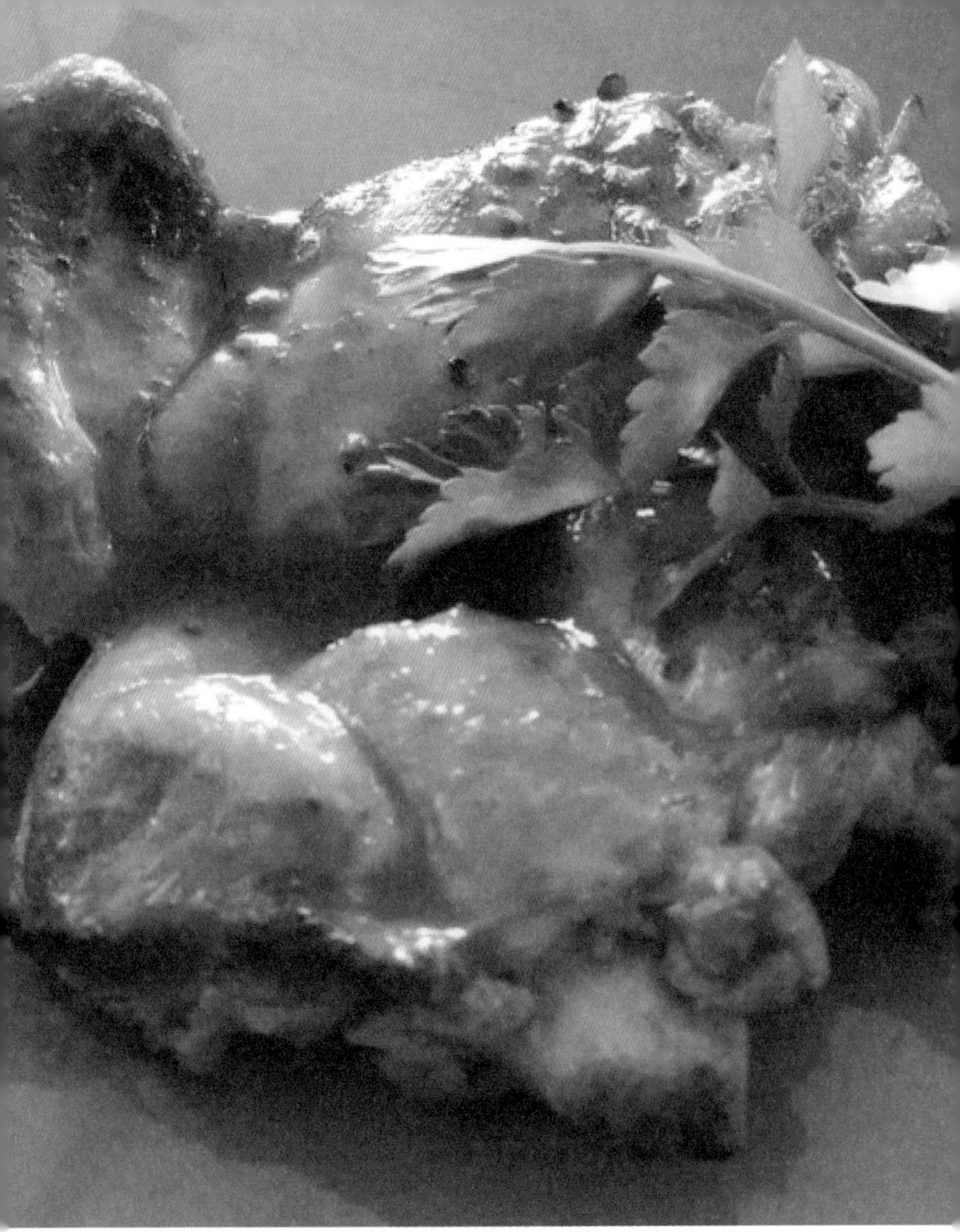

オレンジを使った
鶏肉ソテー

…P162

きのこの豆乳汁

…P166

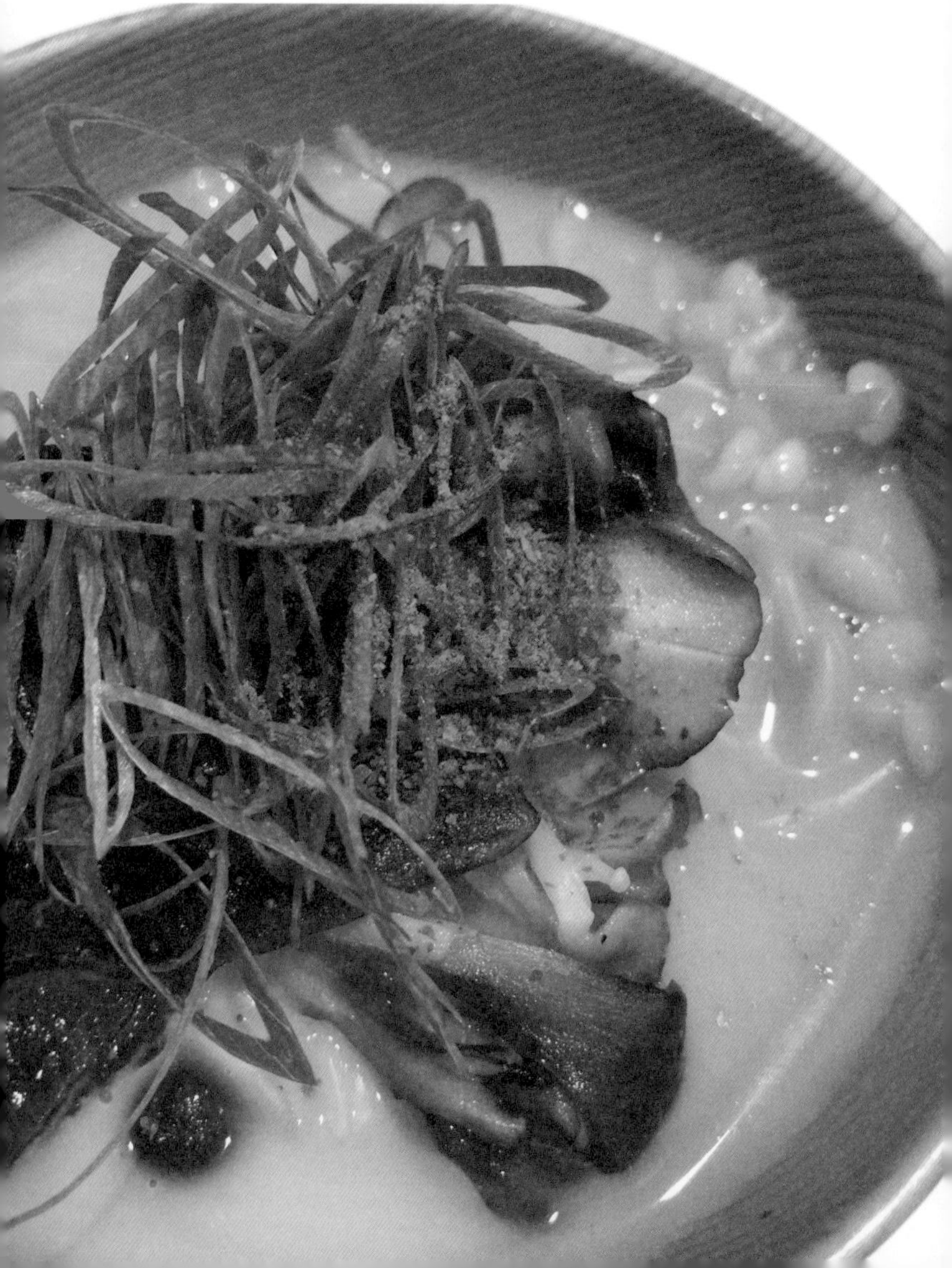

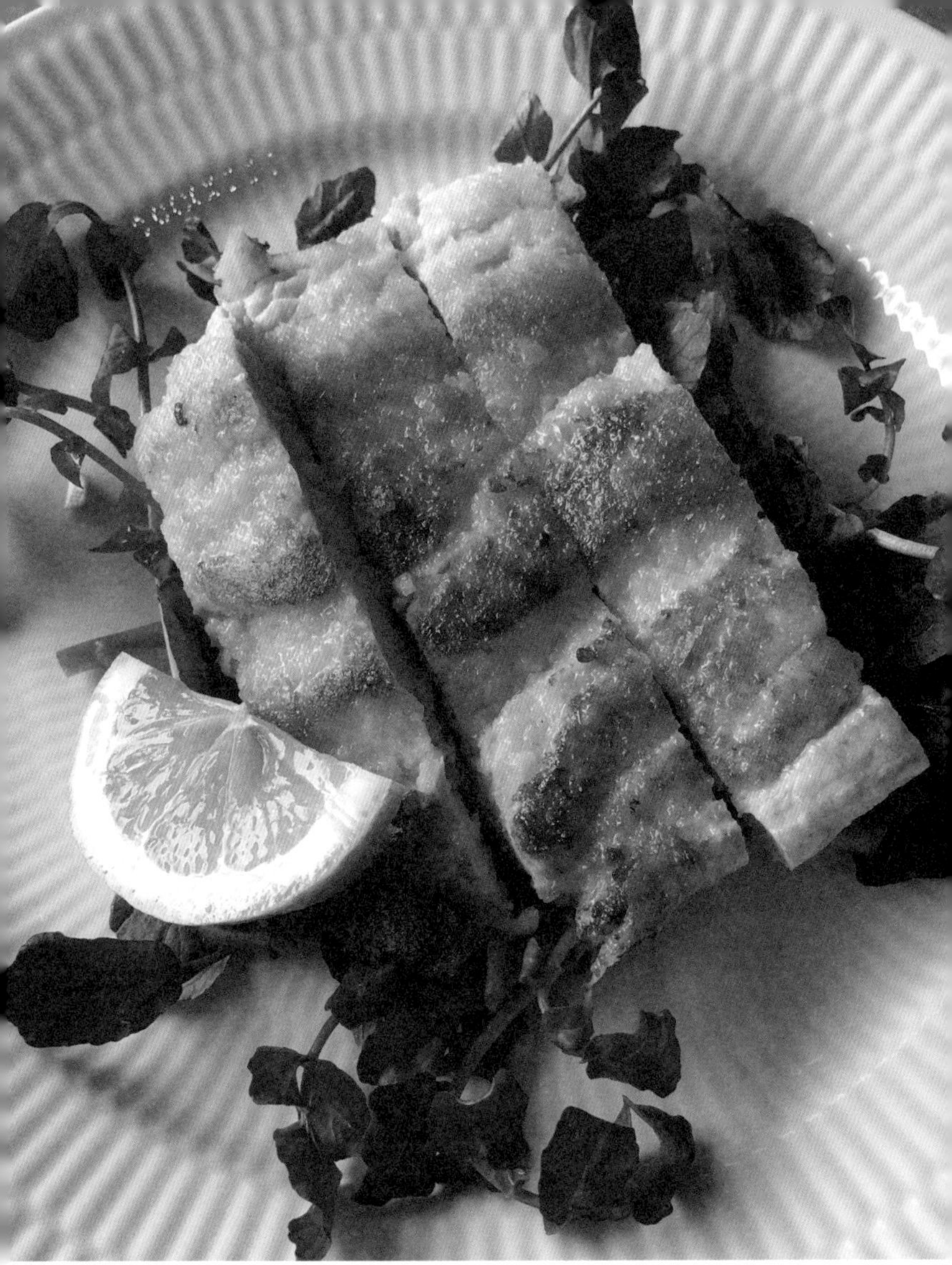

鶏むね肉のジューシーソテー

…P169

ゴボウと豚肉のカレー

…P173

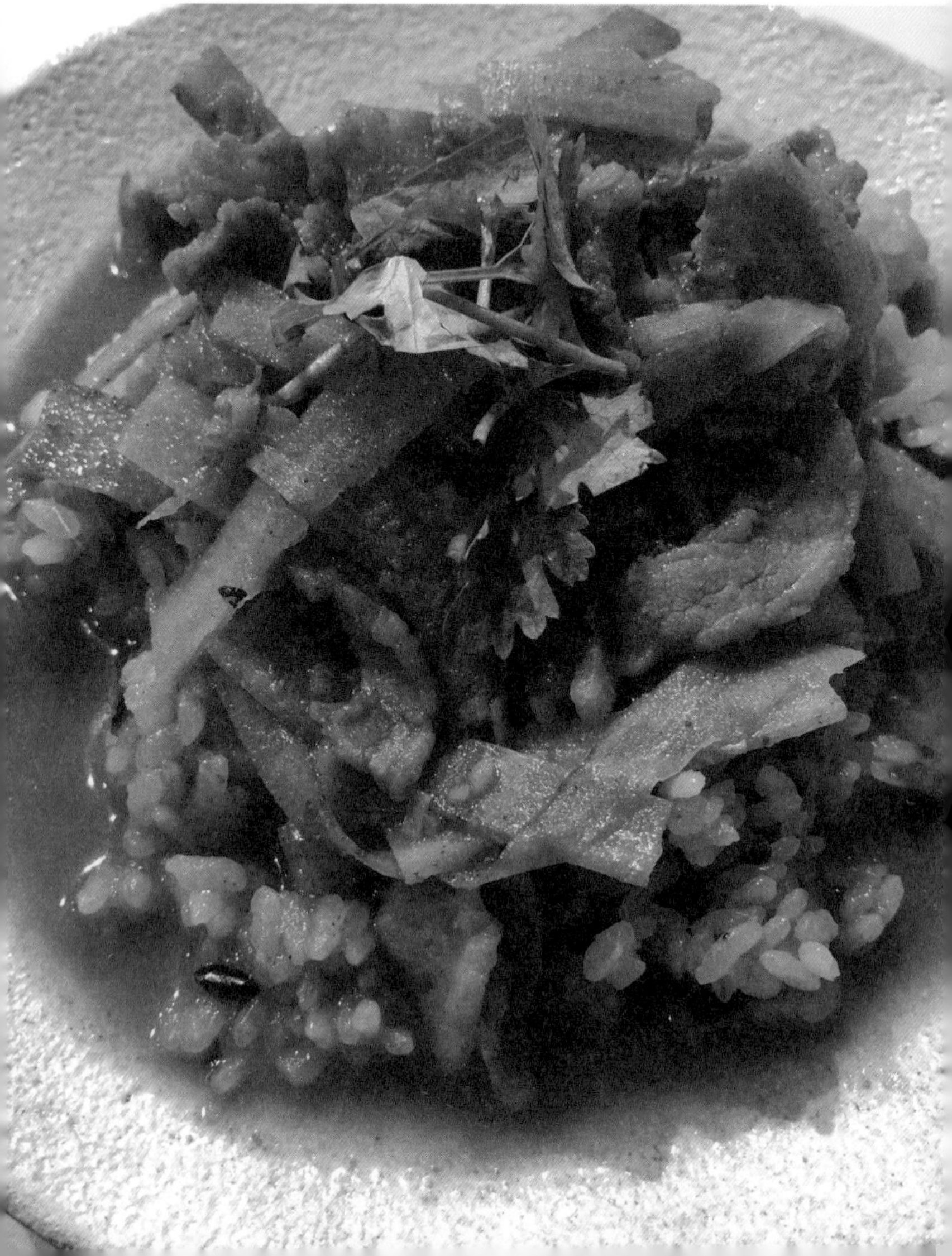

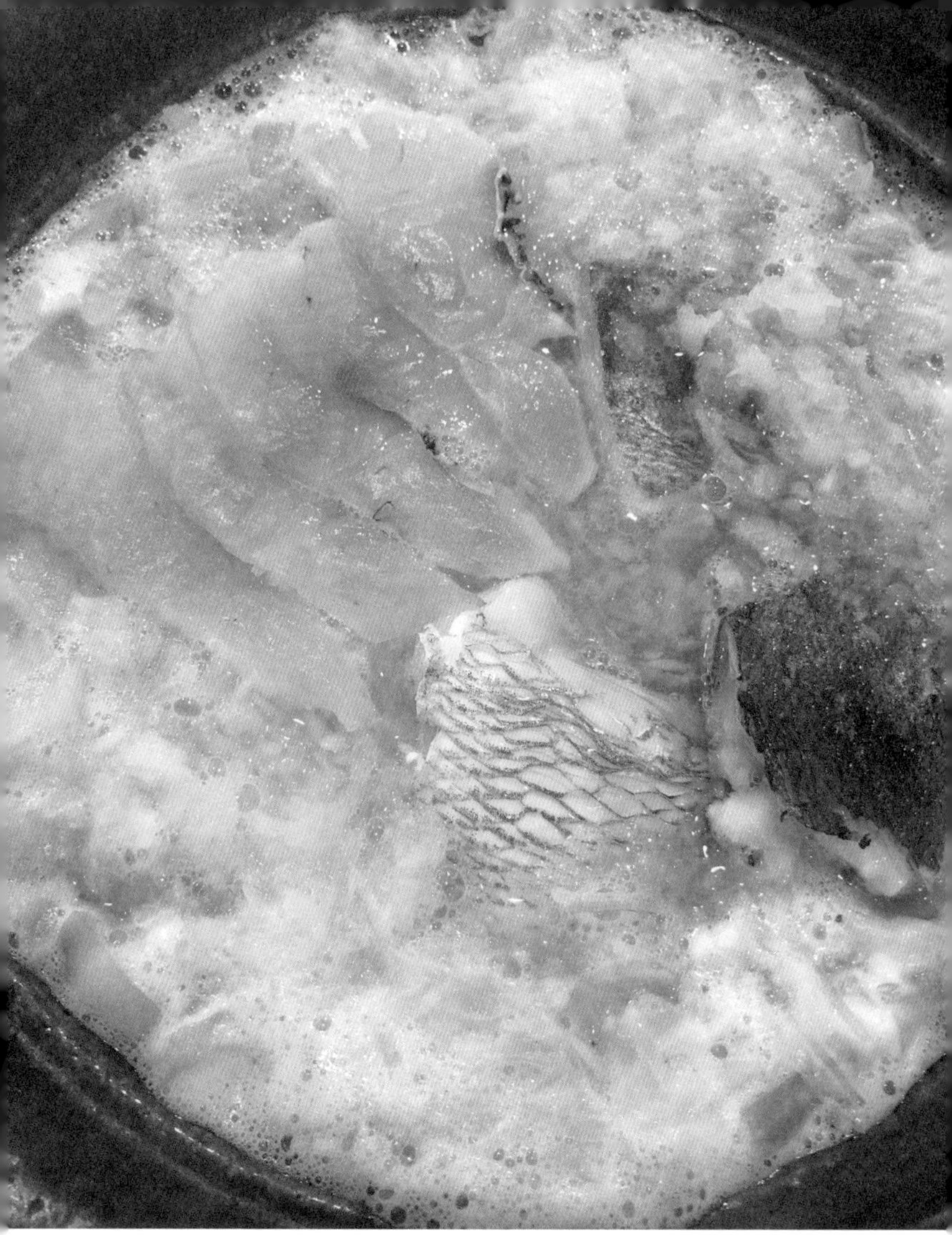

白菜古漬け発酵鍋

…P178

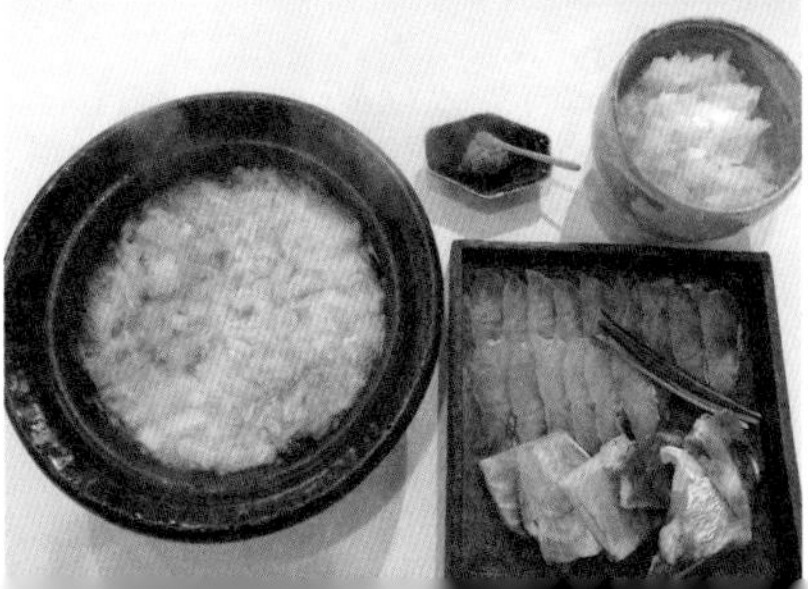

1

「噛む」ことで脳を刺激する朝食

⬇納豆カリカリトースト

一口ごとの食感を味わう

おいしいものを食べて、心も体も生涯現役！をめざしたいものです。生涯現役をめざすためにも、「噛《か》む」がテーマのとっておきの朝ごはんをご紹介します。

食感のあるものをしっかり噛んで食べると、歯ぐき、舌、頬などの筋肉に活力を与えて「脳活」にもつながります。

ご紹介する「納豆カリカリトースト」の食材はいたって普通のものばかりです。

薄めのトーストパンに、小さじ1杯のオリーブオイルを薄くのばして塗ります。オリーブオイルのオレイン酸は腸内環境を整えてくれます。

少し低温で長めにトーストして水分を抜き、カリカリの食感にします。

焼き上がったトーストの上に焼海苔を適宜《てきぎ》のせます。

次に、器にお好みの納豆をあけ、味噌を小さじに軽く半杯入れてかき混ぜます。醤油でもよいのですが、味噌にはコレステロール減少の効果があります。

ちなみに納豆のかき混ぜ方には諸説ありますが、納豆屋さんによると、健康効果には関係ないようです。

このとき、ゴマ大さじ1を混ぜると相乗効果があります。その上にジャコをパラパラと。

このジャコはしっかり乾燥したものがおすすめです。

ひと手間かけたい方は、ジャコ1カップ分を小鍋に入れ、ジャコが軽く湿るくらいのオリーブオイル（大さじ3杯くらい）を加えて混ぜてから弱火にかけ、混ぜながらカリカリに炒《い》ります。

全体が香ばしいきつね色に変わりそうなところで火を切ります。余熱で仕上げるのがコツです。

このジャコをいったんペーパータオルに取り、余分な油を切って密封容器などに入れ、冷蔵庫で保存しておくと、納豆トーストは極上《ごくじょう》の仕上がりになります。

またこのジャコは酒の肴《さかな》や小腹が減ったときのおやつ代わりにぴったり。ジャコのカルシウムは牛乳の4倍と言われており、炒《いた》めるとほどよい塩分がたまりません。

手もとに大葉があれば、3～5枚ちぎって納豆トーストのいちばん上にのせます。ちぎったときのさわやかな大葉の風味で頭もスッキリ。そのうえ免疫効果も高く、健康食材としてバッチリです。

これをどう食べるか。できれば大きめのお皿にのせてかぶりついてください。

一口ごとにいろいろな食感を味わって噛んでいただくのがおすすめ。カリカリのパンの後にちょっとネバネバと思えばジャコの別のカリカリに大葉の風味。味噌の塩分がいい具合にオリーブオイルと合います。

途中で米酢を少しかけると、また味も変わり、さらにお酢が納豆トーストの健康効果の吸収を助けてくれます。

これにトマトジュースや野菜ジュースを組み合わせるとなお結構。時間のない朝にもできる簡単調理ながら、食べた後の満足感は十分です。

▼材料（1人分）

・納豆　　1パック

・トーストパン　1枚
・焼海苔　適宜
・ジャコ　適宜
・大葉　3〜5枚
・オリーブオイル　小さじ1（トーストに）　大さじ3（ジャコに）
・味噌　小さじ1／2
・ゴマ　大さじ1

▼つくり方

①薄めのトーストパンに小さじ1杯のオリーブオイルを薄くのばして塗る
②少し低温で長めにトーストする
③焼き上がったトーストに焼海苔をのせる
④納豆に小さじ半杯の味噌を入れてかき混ぜ、トーストにのせる

2

1日に1食は大豆食品を

⬇大豆ごはん

ビタミンやミネラル豊富な天然食材サプリメント

中高年ならば、誰もが「生涯現役」を望んでいることでしょう。2018年の6月からはじまった東京医科歯科大学の各専門医の先生方のお話は、私自身にも興味深いものばかりでした。いままで信じていた「体によいこと」が、医学的にはそれほど効果のあるものでないなど、目から鱗《うろこ》のお話もありました。

もちろん、「食べる」ことの大切さも改めて感じました。そんな中で、食に携《たずさ》わる私がみなさまに声を大にしてお伝えしたいのは、豆。特に「大豆」食品を召し上がっていただきたい！ということです。

1日1食は、なんらかの大豆食品をメニューに取り入れてください。できれば、食感のある形がいいですね。「噛む」ということが大事なのです。噛む食事で脳に刺激を与えましょう。噛むことは歯の健康にいいだけではなく、ダイエットにも効果的です。

大豆の1粒には、じつにさまざまな栄養が詰まっています。たんぱく質をはじめ、脂質、糖質、ビタミンB1、ビタミンE、葉酸、カリウム、マグネシウム、カルシウム、リン、鉄、亜鉛、銅など、栄養素の種類がとても豊富。ビタミンやミネラルの含有量が多いのも特徴の一つです。

その一方で、大豆にはコレステロールがまったく含まれていないこともわかっています。「天然食材のサプリメント」と言いたいくらいにさまざまな要素が大豆には含まれています。

そんな世界でも注目の食材を使い、私たちの主食であるごはんに合わせた「大豆ごはん」を紹介します。

「大豆のごはん？」というぶかる声も聞こえてきそうですが、これが食べてびっくり。私の友人はこれで大豆好きになりました。

まず大豆ごはんの炊きたてを一口。豆の甘みと食感、ちょっともち米のような食感のごはんを楽しんだら、ほんの少し塩をぱらり。

最初の一口よりさらに大豆の甘みを感じていただけると思います。秋の新米、新豆でぜひお試しください。残りはおむすびにしてもいいですね。

▼材料（3〜4人分）

大豆（乾燥）　1／2カップ（20分水に浸けて15分水切り）

米　2カップ（といで10分水に浸けて15分水切り）

水　2と1／2カップ

▼つくり方

①下処理した大豆と米を土鍋（または厚手の鍋）に入れる

②水を加え、最初強火で噴いてきたら、弱火に。鍋の中の上下を返すように混ぜる

③さらに弱火で7〜10分で炊き上げる。米の水分が引いてくれば炊き上がり

④火を切り、10分むらす

⑤鍋の中の上下を返すように混ぜる

3 血圧や脳卒中リスクを下げるカリウム

⬇バナナジュース

健康効果も満腹感も

還暦《かんれき》を過ぎると、特に気になるのが「認知症」です。朝田隆先生と東京医科歯科大学の高橋英彦先生（精神行動医科学）の対談で、認知症とうつとの関係をはじめて知りました。

中高年が明るく健康に毎日を送るには、「ま・ご・た・ち・わ・や・さ・し・い・に、（豆・ゴマ・卵・チーズ・ワカメ・野菜・魚・椎茸きのこ・イモ・肉）の10種類の栄養素をバランスよくとる必要があります。それも食感のある料理で、たまには家族や友人とコミュニケーションをとりながら食卓を囲むことが大切です。

「生涯現役脳」を維持するには、「食べる」ことがたいへん重要なのです。

そこで、料理が苦手な男性にも簡単につくれる〝飲み物〟に挑戦していただきましょう。

「バナナジュース」です。

「1日1本のバナナで医者いらず」とよく祖母が口にしていました。ほかの果物よりも炭水化物と糖分が多いため、あえてバナナを避ける人もいるかもしれません。けれど、私たちの体には炭水化物がとても必要。しかも、加工されたスイーツとは違って、バナナの天然の糖分には多くのビタミンとミネラルも含まれています。

加えて、バナナは食物繊維が豊富ですから、満腹感が続くだけでなく、糖分の消化もゆっくりです。そうしたことから、バナナは本当に健康食なのです。

バナナの栄養価は、中くらいのサイズで、1本105キロカロリー、たんぱく質は1グラム、脂肪は1グラム未満、炭水化物は26グラム（食物繊維3グラム）、そして糖分は14グラムです。

気になるカリウムは422ミリグラムで、1日のカリウム推奨摂取量のおよそ12％にあたります。

カリウムは高血圧と腎結石《じんけっせき》のリスクを下げ、血圧を下げ、脳卒中のリスクも下げます。そのうえ、体液バランスの調節を助けてくれます。

汗をかくと水分と一緒に電解質（ナトリウム、マグネシウム、カルシウム、それにカリウム！）が失われます。特に夏場は猛暑を乗り切るためにもカリウムは必要なのです。

また、食物繊維3グラムは1日推奨摂取量のおよそ10％にあたります。食物繊維のおかげで腹持ちがいいので、ダイエット中の人にもうれしい食べ物といえます。

安くて健康効果満載のバナナを使ったジュースですが、つくるときのコツはバナナを室温に置いて、皮が黒くなるまで待つこと。糖度が増し、甘みを足す必要はありません。

▼材料（1人分）

・バナナ　完熟1本
・牛乳　250cc
・ミックスナッツ　適宜（粗みじん切り）

▼つくり方

①皮の黒くなった完熟バナナの皮をむいて、ボウルに入れ、スパチュラ（へら）などでグチャグチャに混ぜる（軟らかくなっているので簡単に混ざる）
②冷たい牛乳を注ぎ、グラスに移し、ミックスナッツをちらす

4 味噌汁は「食べる美容液」

⬇簡単粕汁

朝飲む味噌汁に3つの健康効果が

味噌汁を見直しませんか?

専門医の先生に「生涯現役」で生活するためのお話をうかがうと、どの先生も「まずは太りすぎに注意。食感のあるものをよく嚙んで、脳に刺激をあたえるバランスのよい食事が健康を支える」とおっしゃいます。

そこで提案したいのが「食べる美容液」といわれる味噌汁です。

最近、味噌汁の健康効果が見直されています。体を内側から変える新たな力が次々と発見されているのです。味噌汁は私たち日本人のＤＮＡにピッタリの日常食。素晴らしい食習慣です。先人の知恵は畏《おそ》るべし!ですね。

特に、朝飲む味噌汁には3つの健康効果があります。

①脂肪燃焼効果

胃が空っぽの状態で味噌汁のアミノ酸を摂取すると、効率よくエネルギーを燃やせる状態になります。アミノ酸に含まれるリパーゼ（蓄積された脂肪を燃焼する酵素）が活性化され、エネルギーに変わりやすくなります。運動しないとまた戻りますが、通勤前などに飲むと脂肪の燃焼効果が期待できます。

②体の体温を上げる

代謝にかかわるビタミン類が豊富なので、目覚めにも一役買ってくれます。味噌にはアミノ酸がたくさん含まれているので、お米と一緒にとると朝のエネルギー不足を補えます。

③夜の眠りを促進する

不眠症の方には朗報です。睡眠にかかわるメラトニンというホルモンの生成には、味噌汁に含まれているトリプトファンがかかわっています。トリプトファンがメラトニンへ変わるまで長くて16時間ぐらいかかるので、朝に摂取するとちょうど寝る時間ぐらいに効果を発揮します。トリプトファンが多く含まれる食材の大根やニンジンなどの根菜類を一緒に入れると、さらに効果が上がります。

どうです？　味噌汁を見直しましたか。

今回ご紹介する一品は、味噌汁にさらに健康効果を加える酒粕《さけかす》を使った簡単粕汁です。酒粕は味噌と同様の発酵食品で、その効果がまた素晴らしいのです。

健康効果はたくさんあります。特に、余分な脂肪やコレステロールをがっちりと捕まえて便とともに排泄してくれますので、ダイエットに効果的です。また、酒粕による美肌効果も期待できます。

▼材料（2人分）

- ・ゴマ油　大さじ1
- ・しょうが千切り　大さじ1
- ・昆布とかつおのだし　5カップ
- ・酒粕　1カップ
- ・味噌　好みで大さじ2〜3

＊A
・豚肩ロース　200グラム　薄切り（2センチ大）
・ゴボウ　20センチ（皮ごとよく洗い一口大の乱切り）
・大根　5センチ（皮をむいて一口大の乱切り）
・ニンジン　5センチ（小さめの乱切り）

＊吸口
・青ネギ　適宜（斜め薄切り）
・一味唐辛子　適宜

▼つくり方
①鍋にゴマ油としょうが千切りを入れて中火で炒め、次にAを加えてさらに炒める
②だしを加え4～5分煮てアクを取る。このとき酒粕にだしを加えて溶きほぐしておくといい
③好みの野菜の硬さになったら、酒粕を加えひと煮立ちさせ、味噌を足して火を切る
④器に盛り、好みの吸口をあしらう

5 目によい食材のすすめ

⬇鮭でニシソワーズサラダ

視力を回復させる「アスタキサンチン」

東京医科歯科大学の大野京子先生（眼科）にお話をうかがって、まず驚いたのは、「目にはブルーベリーがよい」と思いこんでいたが、じつはそれほど効果のある食材ではなかったことです。

根拠もなく実行しても、効果的でないことを改めて実感しました。

ブルーベリーについては、成分のルテインが加齢黄斑変性の初期によいそうですが、一般に騒がれているほどの効果はないようです。

そこで〝目によい食材〟は「ビタミン・エース」と呼ばれるビタミンA、C、Eを含むもので、鮭《さけ》をご紹介します。鮭も目によいとされるアスタキサンチンを多く含んでいます。

アスタキサンチンとは聞き慣れない言葉ですが、緑黄色野菜に含まれるβ《ベータ》-カロテンやトマトに含まれるリコピンなどと同じカロテノイドの一種で、エビ、カニ、鮭などに多く含まれ、自然界に広く分布する食経験豊富な赤橙色の色素です。

カロテノイドも聞き慣れませんよね。これは動植物の中に含まれる黄・橙・赤色の色素類の総称。一部の魚介類にも含有されています（カニ、エビ、鮭の赤色色素＝アスタキサンチン）。このうち、β-カロテンなどは吸収されて体内でビタミンAに変わります。

β-カロテン、リコペン（リコピン）、ルテインには、がんや老化などの予防効果が期待され、緑黄色野菜に多く含まれます。アスタキサンチンは、他のカロテノイドに比べて強い活性酸素消去作用をもつそうです。

大野先生がおっしゃるには、アスタキサンチンは仮性近視の視力回復のほか、眼精疲労や加齢黄斑変性、白内障、網膜症などへの有効性にも期待がもたれているそうです。

目によいメニューは「鮭でニシソワーズサラダ」です。ビタミンA、C、Eとアスタキサンチンのサラダはかなりのご馳走ですので、昼食でしたらおなかいっぱいになると思います。

▼材料（2人分）

・ベビーリーフ　1パック
・マッシュルーム　10個（軸を除きスライスしてレモン汁大さじ2を合わせる）
・皮ごとゆでたじゃがいも　小さめ2個
・アスパラガス　4本（塩ゆでして冷水にとり斜め薄切り）
・ゆで卵　2個（四つ切り）
・ブラックオリーブ　4粒
・アンチョビフィレ　6枚
・スモークサーモン　100グラム

＊ドレッシング

・オリーブオイル　大さじ3
・白ワインヴィネガー　大さじ1と1／2
・フレンチマスタード　小さじ1
・塩　小さじ1／2
・白コショウ　少々

▼つくり方

①ベビーリーフはさっと洗い、水気を丁寧にペーパータオルで押さえて皿に敷き、マッシュルームを散らす
②ゆでじゃがいもの皮をむき、7ミリの厚さに切って上にのせる
③さらにアスパラガスをのせてブラックオリーブと、ちぎったアンチョビを散らす
④スモークサーモンと、ゆで卵をあしらう
⑤よく合わせたドレッシングを回しかけ、白コショウを上に散らす

6

腰痛対策食を

きくらげと卵の炒めもの

腰痛には骨を強くするビタミンK

腰痛が持病という人はたくさんいます。「腰痛には安静」といっていましたが、医学はどんどん進歩しているようです。

専門医の指導に従ってではありますが、痛み止めを飲みながらでも体を動かしたほうがよい場合もあると聞き、ちょっとびっくりです。

腰が痛いと、まず外出がおっくうになりますが、「行動する」「接する」「会話する」ことは、生涯現役でいるために重要。認知症予防にも「コミュニケーション」が重要とされています。

したがって、日頃の食事も骨と筋肉を強くするように心がけることが大切です。

特に中高年の女性は骨粗鬆症が心配です。骨粗鬆症の男女別の割合は7対3で、女性が多いからです。

骨を強くするにはカルシウムが必要というのは誰もが知っていることですが、ビタミンKとDもよいはたらきをしてくれることをご存じの方は少ないのではないでしょうか。骨の形成にとても重要なたんぱく質とカルシウムを結合しやすくしてくれるのがビタミンKなのです。これは、きくらげやしいたけに多く含まれます。

また、ビタミンDはカルシウムの吸収を促進し、骨を丈夫にする役割と筋肉量を高める役割があります。納豆が代表的な食品です。骨が気になる方は、カルシウムとビタミンD、Kをちょっと気にかけるようにしてください。

ご紹介する生涯現役食はビタミンKが多く含まれているきくらげと卵の炒めものです。きくらげは生でも、乾燥を戻したものでもどちらでもOK。他に用意するのは、卵とミニトマト、にんにくだけで、材料はいたってシンプルです。

きくらげ（生）は1カップ分ぐらい。石付きと呼ばれる硬い部分は切り取り、大きめの一口大にちぎります。卵は3個分を軽く溶いておきます。ミニトマトは10個ほど。ヘタを取り、半分に切ります。これに、にんにくのみじん切りを少々。

つくり方にも書きますが、中華鍋またはフライパンに、にんにくを合わせたゴマ油をひき、中火で炒めます。ゴマ油が温まったら、きくらげを加えて炒め、ミニトマトを加えて玉杓子《たまじゃくし》などで大きく炒めて、砂糖を小さじ1杯多めに加えてさらに炒めます。照りが出たら卵を一気に流し入れます。そのまま10数えたら、玉杓子で大きく上下を返すように混ぜ、軽く塩、白コショウをして、半熟で火を切り、少し置いた後に器に盛ります。

コツは混ぜすぎないことです。

▼材料（2人分）

・きくらげ　生（1カップ）または乾物（約3グラム程度）
・にんにくみじん切り　小さじ1／3
・ゴマ油　大さじ2
・ミニトマト　10個（ヘタを取り半分に切る）
・三温糖または上白糖　小さじ1多め
・卵　3個
・塩、白コショウ　少々

▼つくり方

①きくらげは石付きを取って一口大にちぎる。卵3個を軽く溶き、ミニトマトのヘタを取って半分に切る

②中華鍋やフライパンににんにくを合わせたゴマ油をひき、中火で炒める。ゴマ油が温まったら、きくらげ、ミニトマトの順で炒め、砂糖を加えてさらに炒める

③照りが出たら卵を流し入れ、塩、コショウをして、半熟で火をとめる

7

一生、自分の足で歩く

酢醤油漬けの枝豆

平均体重を維持し膝の負担を減らす

生涯、自分の足で歩く。誰もが望むことですね。膝疾患《ひざしっかん》のスペシャリスト、東京医科歯科大学の渡邊敏文《わたなべとしふみ》先生（現在、獨協医科大学埼玉医療センター：整形外科）によると、毎日の食生活で気をつけることの第一は「バランスのよい食事」。そして「平均体重を維持すること」。過度の太りすぎが膝に負担を与えることは言うまでもありません。痩《や》せすぎも筋肉の維持のためによくないようですので、中肉中背がいちばん。

さらに、やわらかいものばかりでなく、しっかり噛んで食べることも大事。噛んだという実感は脳の記憶に残ります。日々の食生活では、ぜひ気をつけてください。まだまだ大丈夫と思っている人も、ちょっと膝が気になる人も、すでに膝が痛い人も、まずは膝への負担を軽減しましょう。

そのためには、軟骨やゼラチン質のものをいただくのがいちばんだと考えます。ただし科学的には、口からいただいたものが直接軟骨を丈夫にするなんて、うまい話はないそうです。しかし、イメージは重要です。体によいものを食べていると思うことも大切だそうです。

特に夏は、湿気と暑さで食欲がなくなる季節です。このような時こそ、水分をこまめに補給し、バランスのよい食事をとってください。

そこで私からの提案は「酢醤油漬けの枝豆」です。この時季の枝豆は特においしいですよね。ビールに枝豆、私も大好きです。

その枝豆ですが、余ったら豆だけにし、酢醤油に漬けて冷蔵庫に入れておくと、いろいろ使えます。

たとえば、冷ややっこ。簡単で、みなさまもよく召し上がると思います。ただ、毎回同じ薬味では飽きてしまいますよね。そこでご紹介するのは、冷やした豆腐と、玉ねぎの薄切りを冷水にさらして水を切ったものです。

玉ねぎを冷水にさらす際は決して搾《しぼ》らないでください。この玉ねぎを豆腐にのせて、

「酢醬油漬けの枝豆」も汁気も少し加えてのせます。

豆腐のツルンとした食感、玉ねぎのシャリシャリの食感、枝豆の食感と酢醬油の味。これできちんと噛むという動作が得られます。

なにより、酢で食欲が増します。豆腐の大豆たんぱく質と玉ねぎは生活習慣病全般に効果があります。枝豆のビタミンB1で疲労回復も期待できます。

こうした組み合わせを工夫し、いろいろな種類の野菜を食べる習慣をつけてください。

この「酢醬油漬けの枝豆」は、ごはんにのせてもおいしいですし、残った漬け汁でそうめんをあえても、サラダのドレッシングにしてもおいしいのです。

その際は良質なオリーブオイルやゴマ油を少し加えてください。しょうがや一味《いちみ》、山椒《さんしょう》の粉などを加えてお好みの「酢醬油漬けの枝豆」を試してみましょう。

▼材料（2人分）

- 豆だけにした枝豆　約1カップ
- 醬油　大さじ2

・米酢　大さじ1と1／2
・玉ねぎ　適宜

▼つくり方

①枝豆は豆だけにして、酢醤油（醤油と米酢を合わせたもの）につけて冷蔵庫に入れる
②薄切りの玉ねぎを合わせて盛りつける

8

糖尿病を回避する

⬇かぼちゃのスチームサラダヨーグルトソース

旬の食材を楽しめるサラダで血糖値を下げる

成人病の中でも私自身、糖尿病に対する危機感は人一倍強くあります。というのも、祖父も父も糖尿病だったからです。

二人とも食いしん坊。そして私の生業《なりわい》は料理研究です。

「さーて、どうしたものか」

糖尿病を回避するためには、「バランスのよい食事と適度な運動」。これに集約されるようですが、なかなかどうして、当たり前のことがいちばんむずかしいのです。どちらも楽しんで行わないと長続きしません。

けれど、どのお医者さまにうかがっても、生涯現役でいるためには、標準体重を維持することが大事とおっしゃいます。

特に、糖尿病予備軍の方は血糖値が下がりやすい体質を手に入れることが大切です。これに尽きると思います。

食事についての私からの提案は、季節ごとの食材を楽しめるサラダとドレッシングのバリエーションをもつことです。

食事の最初は、サラダをゆっくり噛んで召し上がっていただき、その後に主菜に移ります。こうすると、主菜の量も炭水化物の摂取量も減らせます。

そこで今回は、かぼちゃを使ったサラダをご紹介します。

血糖値を下げる働きがある腸内細菌は、水溶性の植物繊維を餌にしています。サラダにもその餌を一品加えると腸内細菌が元気になります。そして、その細菌が「インスリンを出して～」と膵臓《すいぞう》にサインを送ってくれるのです。

したがって、野菜→魚→ごはんの順に食べることをおすすめします。

さて、今回は水溶性の植物繊維を含む「かぼちゃのスチームサラダヨーグルトソース」です。プレーンヨーグルトも、腸内細菌にはよい効果をもたらします。

つくり方は簡単。かぼちゃの皮をところどころむき、一口大の乱切りにして塩、白コショウをしたら酒をかけ、蒸し器で蒸すかレンジで加熱します。

少し食感が残るぐらいがコツです。プレーンヨーグルトには塩、白コショウとエキストラバージンオリーブオイルを加えて混ぜるだけ、空いた瓶などに入れて振ってよく混ぜてください。

その他に水溶性植物繊維を含む秋の代表的な野菜はゴボウ、さつまいもなどです。どちらも皮ごと使うのがよいでしょう。ホクホクした食感が苦手な方は、食べやすい大きさに切って、オリーブオイルをからめて高温のオーブンで焼き、ヨーグルトのドレッシングで召し上がってください。

ちなみに、小腹が減ったときにはナッツ類がおすすめです。私はアーモンドを常備しています。

▼材料（2人分）
- 栗かぼちゃ　約1／8個　　500グラム
- 酒　　大さじ2
- パセリ　　小さじ1（みじん切り）

＊A
・プレーンヨーグルト　1カップ
・塩　小さじ1／3（ナンプラーなどの魚醤があるとさらによい　大さじ1）
・白コショウ　少々
・エキストラバージンオリーブオイル　大さじ3

▼つくり方
①かぼちゃの種を除き、皮をところどころむき、一口大の乱切りにして酒をかけ、湯気の上がった蒸し器に入れ、10分蒸し、粗熱をとる（レンジで加熱しても）
②Aをよく混ぜる
③かぼちゃにたっぷりヨーグルトドレッシングをかけ、みじん切りのパセリを散らす

9

心臓に太りすぎは禁物

蕪とチーズのグリル

アミラーゼが暴飲暴食の胃もたれを助ける

心臓に負担をかけないためにも、標準体重の維持は重要事項のようです。東京医科大学各専門科の先生に、生涯現役でいるための食生活へのアドバイスをうかがうと、どの科の先生も、1に標準体重の維持、2にバランスのよい食事、3に噛むことをあげています。

心臓に負担をかけないためには、太りすぎは禁物とのことです。

太りすぎという言葉に反応してしまう方、「運動しなくては……」と思う方は多いでしょう。けれど、やみくもに過激な運動は命取りになります。まずは軽いウォーキングがいちばん。ただし、上半身が重いと膝への負担が心配です。少し歩いてちょっと休んでと、ご自分の体と向き合ってくださいね。

「急激、過激」は40歳を超えたら禁物です。ご自分の体力の過信も禁物です。体のことで一夜漬けはできません。

さて、今回のお料理の食材は、冬から春にかけておいしい蕪《かぶ》とはちみつ、チーズです。蕪にはビタミンCが含まれ、デンプンの消化酵素のアミラーゼも含まれます。これが年末年始などの暴飲暴食の胃もたれを助けてくれます。

はちみつには高血圧の抑制と悪玉コレステロールの除去を請け負ってくれる成分が含まれているため、動脈硬化を防いでくれるという作用があります。さらに、はちみつに含まれる果糖には、肝臓内のアルコール分解を助け、血中のアルコール濃度を下げるというはたらきがあります。そして肝臓を強化する作用もあるため、意外にも二日酔いの防止や解消に効くのです。

チーズはゴルゴンゾーラ（青カビチーズ）を使いますが、癖のあるチーズがやさしい蕪の風味と華やかなはちみつととてもよく合います。ゴルゴンゾーラチーズにはカルシウムが含まれています。

料理のポイントですが、蕪をオーブンまたは魚焼きグリルで焼きますが、蕪には火を通しすぎないようにしてください。半生の状態が甘みも強く、しっかり噛めて満腹感が得やすいからです。

「蕪をグリル？」と思われる方もいらっしゃるかと思いますが、ぜひお試しください。お酒の飲みすぎ注意の方はチーズを少なめでつくりましょう。

蕪とはちみつとチーズのコラボが絶妙なのです。

▼材料（2人分）

・蕪　4玉（皮ごとよく洗う）
・塩、白コショウ　少々
・オリーブオイル　大さじ2
・はちみつ　大さじ2〜3
・ゴルゴンゾーラチーズ（またはブルーチーズ）　大さじ2〜3
・パセリ　適宜（みじん切り）

▼つくり方

①蕪をよく洗い、皮ごと一口大で少し大きめの乱切りにして、オーブンに入れられる

オーブンウエアー、またはアルミ箔《はく》に広げる
②軽く塩・白コショウをして全体に合わせ、オリーブオイルを回しかけ、全体になじませる
③はちみつをかけ、1センチ大にちぎったチーズを散らし、250度に予熱しておいたオーブンで約10分焼き、パセリを散らして熱々をいただく
※魚焼きグリルはアルミ箔に食材を広げ、四隅を立ち上げるように形づくり、しっかり予熱した魚焼きグリルで7~8分焼く

10 高血圧の方への一皿

オレンジを使った鶏肉ソテー

薬服用後でも代謝を阻害しないオレンジ

血圧の高い方は「とにかく減塩」を心がけていることでしょう。しかし、なかなか思うようにはいかないのが現実だと思います。

まずは外食をなるべく控え、家での食事を工夫するのがいちばんです。さらに1日30分、早朝のウォーキングをおすすめします。30分早起きするだけでできる健康法です。寝起き早々に1杯の白湯《さゆ》を飲んで、ウォーキングに出かけましょう。朝は空気も澄んでいて、本当に気持ちがいいものです。

ウォーキングから帰ったら、野菜ジュースを1杯飲んで、シャワー。その後に朝食をいただくのがおすすめです。

降圧剤を服用されている方には、気を配っていただきたいことが一つあります。グレープフルーツです。そのままフルーツとして食べても、ジュースにして飲んでも、降圧剤との飲み合わせがよくないのです。

カルシウム拮抗薬の一部は、肝臓にある酵素で代謝されます。グレープフルーツに含まれる物質には、この代謝酵素を阻害《そがい》する働きがあるため、薬が長く体内にとどまり、必要以上に強い効果が出てしまう可能性があるのです。その結果、必要以上の血圧低下や心拍数の増加が起こり、頭痛、顔面紅潮、めまいなどの副作用の発現頻度が増えることが考えられます。

グレープフルーツジュースと薬の相互作用は、同時に飲んだ場合だけではありません。個人差はありますが、グレープフルーツジュースによる影響は十数時間持続することが確認されています。そのため、薬を飲む前にはグレープフルーツジュースを飲まないように気をつけましょう。

また、グレープフルーツとブンタンをかけ合わせたスウィーティーにも同じ物質が含まれていますから注意が必要です。

一方、同じ柑橘類《かんきつるい》でもみかんやオレンジには代謝を阻害する物質が含まれていないので、薬の服用前後に食べても大丈夫です。

グレープフルーツジュースによる薬の代謝阻害作用はカルシウム拮抗薬だけでなく、抗血小板薬や脂質異常症治療薬などの一部でも報告されています。また、グレープフルーツジュース以外の食べ物の中にも、薬との相互作用が確認されているものがあります。

いずれにしても、医師の指導をきちんと守って薬を服用することが大切です。今回は塩分を抑えて、さわやかな風味のオレンジを使った鶏肉のソテーをご紹介します。フルーティーでさわやかなソテーです。

▼材料（1人分）

・鶏もも肉　1枚
・オリーブオイル　大さじ1
・イタリアンパセリ　適宜
・オレンジ　半個（汁を絞り残りを3枚に切る）

＊下味

・塩　小さじ1／3

・白コショウ　少々
・白ワイン　大さじ2
・オリーブオイル　大さじ1

▼つくり方

①鶏もも肉の皮と脂はコレステロールが多いので除いて、合わせた下味にオレンジを15分漬けおく
②フライパンにオリーブオイルを中温で熱し、鶏肉の皮のついていたほうから入れ、下味をつけたオレンジをのせ、蓋をして焼く
③上下を返し、オレンジを漬けた下味液を鶏肉の上にかけ、蓋をして焼く
④焼き上がったら器に盛り、イタリアンパセリをあしらう

11 腎臓病にならないために

きのこの豆乳汁

食事制限になる前に

腎臓疾患《じんぞうしっかん》のある人が私の周りでも増えています。味の濃いものや油物が好みで、ビール好き。私が思う、腎臓病になりやすい人のイメージです。そしてみなさん、スリムとはいえない体形。生活習慣病になりそうなタイプそのものの方々です。

「大丈夫。ゴルフに行っているから」なんていっているうちに「足を捻挫《ねんざ》したと思ったら痛風《つうふう》だったよ」と訴えてくる人も。ここで生活習慣を改められる人はまだいいのですが、「大丈夫、一駅歩くことにして、ビールを焼酎に変えたから」なんていい出す始末です。

腎臓病を甘く見ていると、さあたいへん。改善できるうちが、将来を左右する大事な時期です。本当に食事制限をしなくては、人工透析になってしまうかもしれません。そんな事態になると、「つらい」のひとことでは片づけられない生活になります。

腎臓病がすすむと、たんぱく質も塩分もカリウムも抑えなくてはなりません。野菜スティックにおいしいお味噌をつけてバリバリ食べたり、塩の効いた焼き鳥や味のしみこんだすき焼きを楽しむこともできなくなります。そうならないためにも、生活習慣病の方や予備軍の方は、今こそ食生活を見直してください。

なぜ、このように厳しいことをいうのかというと、私は主人を腎不全で亡くしているからです。もともと義母からの遺伝もあったのですが、「大丈夫、大丈夫」が大丈夫でなくなるのを間近に見ていました。だからこそみなさま、どうかよろしくお願いいたします。

まずは塩分を酸味や香味を使って減らしてください。そして、食材自体の味を楽しむようにしてください。もちろん、食べすぎはダメ。飲みすぎもダメダメ。

今回は豆乳を使ったきのこたっぷり、お味噌控えめの「きのこの豆乳汁」をご紹介します。塩分控えめですが、きのこの風味と食感で満腹感も味わえます。

▼材料（2人分）

・しめじ　1パック

・えのき茸　1パック
・まいたけ　1パック
・生きくらげ　1パック
・だし　2カップ
・豆乳（成分無調整）　2カップ
・味噌　大さじ2
・青ネギ　適宜（千切り）
・一味唐辛子　適宜

▼つくり方

①しめじ、えのき茸の石付きを除き、ほぐす。まいたけ、生きくらげは一口大にさく。いずれも洗わずに汚れはペーパータオルで拭く

②鍋でだしを煮立て、きのこ類を加えさっと煮る。豆乳と味噌を加え、さっと煮て盛りつける。青ネギの千切りと一味唐辛子を薬味に添える

12 ロコモにならないための食事
⬇鶏むね肉のジューシーソテー

筋肉量を増やす良質のたんぱく質

病《やまい》に侵されたとしても、標準値の体を維持している人とそうでない人とでは、病後の立ち上がりにも大きな違いがあることは、東京医科歯科大学病院リハビリテーション部の酒井朋子先生のお話をうかがって理解しました。

標準体重を維持し、年相応の筋肉量、骨密度を備え、常に自分の体の現状を把握しておくことがいかに大切か、ということです。

食生活においても、そこが基本です。現在は健康に関する情報があふれています。どの情報が自分にとって必要なのかを的確に判断することが重要です。すべての情報がすべての人に当てはまるとはいえません。

まずは、ロコモティブシンドローム（運動器症候群）、通称「ロコモ」にならないようにバランスのよい体とバランスのよい食事に気をつけましょう。

健康維持といっても、あっちを重視するとこっちに影響が出るということがあります。食事でも、自分の体に悪影響を与える栄養素や、とってはいけない食材があります。その理由を理解したうえで、おいしさを重視し、毎日の食生活の改善を試みましょう。

さて、リハビリにも、中高年層の健康維持にも重要なのが筋肉量です。これを増やすには良質のたんぱく質が必要ですが、カロリーや脂質は抑えたいものです。

今回の料理は鶏むね肉をジューシーにおいしくいただきます。むね肉１００グラムの場合、１９１キロカロリー、脂質11・6グラム、たんぱく質19・5グラムですが、皮と余分な脂を除くと脂質は2グラムになります。２００グラムのむね肉だとたんぱく質が39グラム、ちょっとうれしい数字ですよね。

ということで、今回は「鶏むね肉のジューシーシーソテー」です。満足感もあり、ちょっとしたひと手間で脂質も抑えられます。

おすすめです。

▼材料(1人分)

・鶏むね肉　1枚(約250グラム)
・ローズマリー　1茎
・薄力粉　少々
・溶き卵　1／2個分
・生パン粉(2度挽き)　適宜
・オリーブオイル　大さじ1
・クレソン　1束
・レモン　適宜

＊A
・塩　小さじ1／3
・レモン汁　大さじ2
・オリーブオイル　大さじ1
・にんにくすりおろし　小さじ1／4

▼つくり方

①鶏むね肉の皮と余分な脂を除き、縦に下包丁を入れ、観音開きにして厚さを均等にする

②合わせたAとローズマリーで鶏肉を15分マリネする。水気をおさえ、茶こしを通して薄く薄力粉をふり、溶き卵をつけて余分を落とす。細かい生パン粉を全体につけ、余分を落とす

③フライパンにオリーブオイルを中火の弱で熱し、鶏肉を入れ、蓋をして両面を香ばしく焼く

④ペーパータオルの上にのせ、余分な油を除く。クレソンを敷いた上に盛りつけ、レモンを添える

13
感染症に要注意
⬇ゴボウと豚肉のカレー

スパイスの効いた料理も冷蔵庫へ

梅雨に入ると気になりはじめるのが、食物の腐敗です。特に高齢者の方は「冷蔵庫」への信頼度が高いようです。

私の祖母も、「冷蔵庫に入れたら安心」と信じているようで、なんでもかんでも冷蔵庫に収納しがち。おかげで冷蔵庫がパンパンです。

しかし、冷蔵庫はやたらに詰めこまないことが大事です。私の家の冷蔵庫は「コの字」収納にしています。冷蔵庫の奥側と側面に常備している調味料などを並べ、真ん中が空いた状態にしているのです。そうしておくと、ちょっと冷やしたい物を皿盛りのままやボウルごと、鍋ごと収納が可能です。

冷蔵庫の中が見渡せると、食べ忘れも防げます。この収納法は本当におすすめです。最近は調味料やジャムなども無添加の物が増え、冷蔵庫でも腐敗が進みます。私はそれらを同じガラスの密封容器に移し替え、重ねて収納していますので、量も状態も見逃すことがありません。

食品に記載されている賞味期限は、おいしくいただける期限です。消費期限は封を切らずに食べられる期限ですので、封を切ったものにはこの消費期限は通用しません。

たとえば、体によい身近な食材としてよく登場する納豆を長期保存する場合は冷凍をおすすめします。60度以上の加熱をすると発酵《はっこう》しなくなりますが、冷凍は発酵を休んでいる状態と考えてください。

近年増えているのが、つくった料理を鍋に入れたままガス台の上で一晩置いてしまい、傷んでしまった物をあたためて食卓に出してしまうことです。

薄味のものは風味や味見で傷んでいることに気がつきやすいのですが、味が濃く、スパイスが効いた「カレー」が盲点です。

辛いものは腐らないイメージがあり、「火をこまめに通せば大丈夫」と思う人がいます。これは昔、台所が北側にあった頃の話だと思われます。最近のキッチンは家の中心に位置することが増えてきましたし、台所は涼しいとは言い難いのです。

スパイスの効いた料理は腐ったかどうかがわかりづらいので、「特にカレーには注意」です。翌日食べる場合は必ず冷蔵庫に保存し、それ以上につくってしまったら小分けにして冷凍することをおすすめします。

今回は20分でできて、よく噛める「ゴボウと豚肉のカレー」をご紹介します。

▼材料（2人分）

・豚三枚肉　5ミリ厚さ（300グラム、3センチ長さ）
・塩　小さじ1
・ゴボウ　30センチ　2本（皮ごと洗い、繊維に沿って5センチ長に短冊切り）
・カレー粉　大さじ1〜2
・三温糖　小さじ1
・塩、白コショウ　少々
・香菜　適宜（ざく切り）

＊A

・にんにくみじん切り　大さじ1／2
・しょうが千切り　大さじ1
・ゴマ油　大さじ2
＊B
・チキンスープ　2カップ
・白ワイン　1／4カップ
＊C
・オイスターソース　大さじ1・5
・醤油　大さじ1

▼つくり方

①豚三枚肉に塩をふって15分おく。鋳物、またはガラスの鍋にAを合わせ中火で炒め、香味が立ったら豚三枚肉を加え炒める。ゴボウを加えてしっかり炒め、さらにカレー粉を加え風味が立つまで炒める
②三温糖も入れて炒め合わせたあと、Bを加えて一度煮立て、アクと脂をすくい、C

を加えながら味をみて塩と白コショウで整える
③できあがったら炊きたてのごはんの上にかけ、香菜をあしらう
※鋳物、ガラスの鍋はカレーを入れたまま冷蔵庫に入れられます。ステンレスの鍋のカレーは必ず密封容器に移して冷蔵庫に保存します。

14 ファスティングの後で

⬇白菜古漬け発酵鍋

毒出しでからだをリセット

生涯現役を実行するためには、血圧の安定が重要です。血圧が高いのがよろしくないことはご存じの通りですが、いちばん気になるのが塩分。

血圧の高い方の食事は、素材の味でいただくより、調味料の味でいただくことが多いように見受けます。味もみないうちから、何にでも醬油やマヨネーズ、ソースをかけてしまうのです。心当たりのある方も多いのでは。大いに改善の余地ありです。

「ファスティング」という言葉をご存じでしょうか。私たちの体内には、食品添加物や農薬、有害ミネラル、大気中の環境ホルモンなど、人体に悪影響を及ぼす「毒素」が蓄積されています。これは、脂肪に蓄積され「脂肪毒」といわれます。そのまま放置すると炎症が起きやすくなったり、血栓や高血圧などの原因になります。これらの毒を出すのがファスティングです。

ファスティングはもともと「断食」という意味ですが、最近では「必要な栄養素をとりながら摂取カロリーを大きく抑える」という形で実践されています。結果的にダイエットにはなりますが、本来の目的は痩せることよりも、毒を出すデトックスなのです。

通常は消化に使われているエネルギーを、代謝するためのエネルギーとして使う体にするのがファスティングです。

私は料理を生業としていますので、もちろん健康な体は必須です。そのうえで敏感な味を感じることのできる舌が必要です。そこで、ここ5年ぐらい、体と味のリセットのために年1、2回は、2泊3日のファスティングに出かけています。

どのようなことをするかというと、酵素ジュースで血糖値を下げすぎないようにして、軽い断食を2日間します。その間、軽い運動や散歩もします。頭がスッキリしてクリアになるので、原稿やたまった書類の整理、新しいメニューの組み立てなどにもよい時間となります。

その後は重湯からはじめて通常の食事に戻します。この最初の重湯にかける微量の塩味が感じられることがうれしいのです。もちろん、お米の甘さも感じられます。体重も2キロは落ちますので、頭も身も軽く、味覚は冴《さ》え、言うことなしです。ファスティング後は体の状態を大切に守ります。

今回はそのようなときに私がよくいただく鍋料理です。白菜の古漬けと酒出汁（酒を使った出汁）に大根おろしをたっぷり加え、お刺身をシャブシャブします。

調味料はなし、白菜漬けもなるべく塩分の薄いものを用意してください。酸味が出るくらい乳酸発酵のすすんだものがおいしく、健康的にいただけます。

▼材料（1人分）

・白菜の古漬け　1センチ幅に切り1カップ（塩分の強いものは塩抜きする）
・A（酒1カップ、水1カップ）
・大根おろし　2カップ分
・白身刺身薄切り　60グラム
・好みで一味唐辛子　適量

▼つくり方

①土鍋にAを入れ、沸騰させてアルコールを飛ばす

②白菜の古漬けと汁気も加え、大根おろしも加え再度煮立てる

③そこに刺身をシャブシャブして白菜漬け、大根おろしと一緒にいただく

※味に飽きたら一味唐辛子などで変化をつけるといいです

著者略歴

朝田 隆（あさだ・たかし）

認知症治療・予防の第一人者。医学博士。筑波大学名誉教授。メモリークリニックお茶の水理事長・院長。1955年、島根県に生まれる。1982年、東京医科歯科大学医学部を卒業。東京医科歯科大学神経科精神神科などを経て、2001年、筑波大学臨床医学系精神医学教授に。2014年、東京医科歯科大学医学部附属病院（現・東京医科歯科大学病院）特任教授。2015年、認知症の早期発見・早期治療に特化したメモリークリニックお茶の水院長。40年にわたって認知症の研究と臨床を続ける。

著書には、『効く！「脳トレ」ブック』（三笠書房）、『認知症ってそもそも何ですか？』（Gakken）、『認知症グレーゾーンからUターンした人がやっていること』（アスコム）などがある。

松田美智子（まつだ・みちこ）

料理研究家。日本雑穀協会理事。テーブルコーディネーター。女子美術大学講師。1955年、東京都に生まれ、鎌倉で育つ。女子美術大学を卒業。ホルトハウス房子氏に師事し、各国の家庭料理を学ぶ一方、会席料理、中国料理を学ぶ。1993年より「松田美智子料理教室」を主宰。季節感を大切にした、おしゃれでつくりやすい料理に定評がある。2008年、使い手の立場から考案した「松田美智子の自在道具」を立ち上げる。最近は、「脳活ごはん」にも注力している。

著書には、『家庭料理は郷土料理から始まります。』（平凡社）、『季節の仕事（天然生活の本）』（扶桑社）、『ぜんぶ、おいしい！うちのごはん』（静山社）などがある。

本書は、2018年8月7日から2019年9月3日まで、週1回夕刊フジに掲載された「朝田隆『認知症予防専門医対談――生涯現役脳をめざせ！」と、2018年6月26日から2019年10月29日まで、毎月1回夕刊フジに掲載された「認知症予防〝脳活ごはん〟――生涯現役脳をめざせ！」をもとに書籍化したものです。

認知症《にんちしょう》知《し》らずの脳活《のうかつ》生活《せいかつ》・脳活《のうかつ》ごはん

二〇二三年一二月八日　第一刷発行

著者　朝田《あさだ》隆《たかし》　松田《まつだ》美智子《みちこ》

発行者　古屋信吾

発行所　株式会社さくら舎　http://www.sakurasha.com
東京都千代田区富士見一-二-一一　〒一〇二-〇〇七一
電話　営業　〇三-五二一一-六五三三　ＦＡＸ　〇三-五二一一-六四八一
　　　編集　〇三-五二一一-六四八〇　振替　〇〇一九〇-八-四〇二〇六〇

装丁　アルビレオ

本文イラスト　森崎達也（株式会社ウエイド）

本文ＤＴＰ　土屋裕子　望月彩加（株式会社ウエイド）

印刷・製本　中央精版印刷株式会社

ISBN978-4-86581-409-5